Excelência Profissional
ASB & TSB

Como Construir uma Carreira Bem-Sucedida de Auxiliar e Técnico de Saúde Bucal

Marcia Nana

EDITORA CIENTÍFICA LTDA.

EXCELÊNCIA PROFISSIONAL – ASB & TSB – Como Construir uma Carreira Bem-Sucedida de Auxiliar e Técnico de Saúde Bucal
Copyright © 2018 by
MEDBOOK – Editora Científica Ltda.

Nota da editora: Os autores desta obra verificaram cuidadosamente os nomes genéricos e comerciais dos medicamentos mencionados, assim como conferiram os dados referentes à posologia, objetivando fornecer informações acuradas e de acordo com os padrões atualmente aceitos. Entretanto, em virtude do dinamismo da área da saúde, os leitores devem prestar atenção às informações fornecidas pelos fabricantes para que possam se certificar de que as doses preconizadas ou as contraindicações não sofreram modificações, principalmente em relação a substâncias novas ou prescritas com pouca frequência. Os autores e a editora não podem ser responsabilizados pelo uso impróprio nem pela aplicação incorreta de produto apresentado nesta obra. Apesar de terem envidado esforço máximo para localizar os detentores dos direitos autorais de qualquer material utilizado, os autores e a editora estão dispostos a acertos posteriores caso, inadvertidamente, a identificação de algum deles tenha sido omitida.

Editoração Eletrônica: Adielson Anselme

ISBN: 978-85-8369-031-3

Reservados todos os direitos. É proibida a duplicação ou reprodução deste volume, no todo ou em parte, sob quaisquer formas ou por quaisquer meios (eletrônico, mecânico, gravação, fotocópia, distribuição na Web ou outros), sem permissão expressa da Editora.

MEDBOOK – Editora Científica Ltda.
Rua Professora Ester de Melo, 178 – Benfica – Cep 20930-010 – Rio de Janeiro – RJ
Telefones: (21) 2502-4438 e 2569-2524 – www.medbookeditora.com.br
contato@medbookeditora.com.br – vendasrj@medbookeditora.com.br

*Dedico este livro a todas as pessoas
que fazem parte de minha vida:
família, amigos, parceiros, clientes, alunos.*

*Em especial aos que trabalham por um
mundo com mais sorrisos.*

Agradecimentos

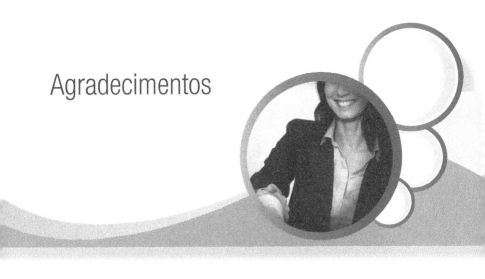

A Deus por todas as bênçãos que me concede. Tudo que sou devo a Ele!

Ao meu esposo, Sérgio Aguiar, à minha filha, Carolina Nana, e ao meu neto, Guilherme Nana, ao meu filho, Frederico Nana, à minha nora, Raquel Castro, e ao mais novo netinho, Daniel. Ao meu irmão, Marcos Nana, e a Deffala Júnior, meu irmão caçula. Agradeço a todos pelo carinho, pois meus familiares são a base da minha vida e são a minha história.

Agradeço em memória aos meus pais, Deffala e Wilma, por todos os ensinamentos e valores que me passaram e pelo amor que recebi.

Aos mestres da odontologia agradeço pela confiança em meu trabalho: Dr. Roberto Vianna, Dr. Paulo Murilo Oliveira da Fontoura, Dr. Aercio Teixeira Carvalho (*in memoriam*) e Dr. Afonso Fernandes Rocha.

Agradeço aos colaboradores que tiraram uma parte de seu tempo e enviaram mensagens para contribuir na formação dos auxiliares e técnicos.

Obrigada aos Colaboradores do Capítulo

"MENSAGENS PARA VOCÊ"

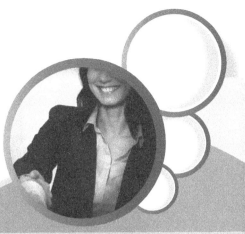

Paulo Murilo O. Fontoura JR
Cristina Moutinho
Douglas Sartori
Edélcio Anselmo
Gisele Damaceno Antunes
Janaina Moraes, Lusiane Borges
Patrícia Regina Oliveira
Raquel Bernardo Nana de Castro
Rosana Carvalho
Samara Ramos
Juliana Abdelnur

"Buscai em primeiro lugar o Reino de Deus e a sua justiça, e todas as coisas vos serão acrescentadas."
Mateus 6:33

"Acredite no seu sonho, lute por ele e, quando tiver a oportunidade, aproveite como se fosse um momento único em sua vida; e acredite, ele pode não ser único, mas vai ser inesquecível."
Heitor Levinski

Sumário

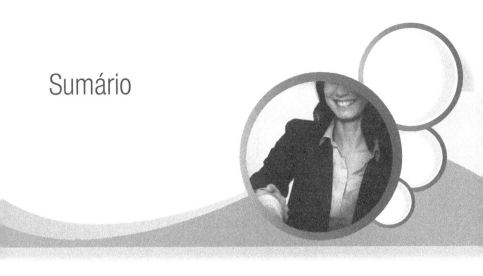

Apresentação, 15

Prefácio, 17

Introdução, 19

- **1 |** Recado para você "ser ASB e TSB", 23
- **2 |** O mercado de trabalho, 29
- **3 |** Comportamento profissional, 33
  - **3.1** Etiqueta profissional, 35
- **4 |** Marketing pessoal, 41
- **5 |** Atendimento, 47
  - **5.1** A importância do bom atendimento, 49
- **6 |** O cliente, 51
  - **6.1** Tipos de cliente, 54
  - **6.2** Abordagem de captação, 56
  - **6.3** Fidelização, 57
  - **6.4** Marketing de relacionamento, 58

SUMÁRIO

7 | Comunicação, 63
   7.1 Comunicação por telefone, 65
   7.2 O poder da comunicação eficiente, 66
8 | Relacionamento interpessoal, 69
   8.1 Construindo boas relações profissionais, 71
9 | Qualidade, 77
10 | Rotina profissional, 81
   10.1 O trabalho na clínica odontológica, 83
   10.2 Motivação no trabalho, 85
   10.3 Método de qualidade 5S, 86
   10.4 Dicas de administração, 93
11 | A internet e o ASB e o TSB, 97
12 | Atualização constante, 101
13 | Inovar é preciso, 105
14 | Alice & o mundo do trabalho, 113
15 | Enfim, a excelência, 119
16 | Como se comportar em uma entrevista de emprego, 125
   16.1 Exemplos de perguntas que sempre surgem
       na entrevista, 127
   16.2 Cuidado com os gestos e posturas, 129
17 | Inteligência emocional e sua carreira, 133
   17.1 Um passo de cada vez, 138

18 | Mensagem para você, 141

Referência bibliográficas, 155

Índice remissivo, 157

Apresentação

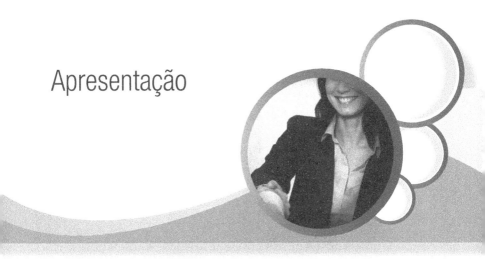

Sinto-me extremamente honrado com o convite para fazer a apresentação do livro *Excelência Profissional ASB & TSB*, de autoria da eminente professora Marcia Nana.

A função do pessoal auxiliar em Odontologia requer pessoas com melhor treinamento para desenvolver suas atividades com mais eficiência.

A autora vem se destacando em atividades de formação e treinamento do pessoal auxiliar.

As amplas considerações com que são tratados os diversos capítulos, bem como o comportamento desejado do profissional de ampliar seus conhecimentos sobre o assunto, tornam esta publicação obra bastante completa no gênero.

Quando a autora me falou sobre este livro e me convidou para apresentá-lo, fiquei entusiasmado porque os ASB e TSB passam a contar com uma obra de altíssima qualidade.

Excelência Profissional ASB & TSB foi escrito passo a passo, o que facilitará o aprendizado e a leitura mais adequada aos dias de hoje.

Tenho certeza do sucesso deste livro. Daí a minha convicção de que ele passará a fazer parte da biblioteca de todos que se interessam pelo desenvolvimento da Odontologia.

Paulo Murilo Oliveira da Fontoura, CD
Diretor Financeiro ABO-RJ

Prefácio

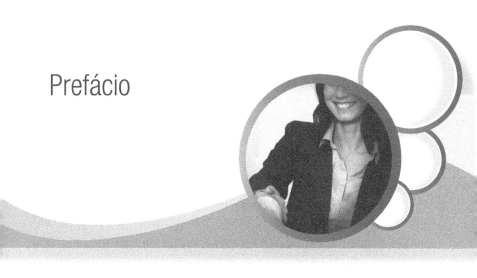

"*Excelência Profissional*" – O que todo auxiliar ou técnico em saúde bucal deve saber no exercício profissional diário.

Durante os meus 50 anos de vida profissional tive a oportunidade de lidar com vários textos e conteúdos acadêmicos voltados para a minha clínica diária ou para as posições que ocupei e sigo ocupando como professor e administrador em Odontologia.

O convite recebido para prefaciar este livro me deu a oportunidade de encontrar um conteúdo ímpar em que a autora redescobriu o poder sugestivo, associativo, simbólico, universal e musical da palavra *marketing* e faz dela um sistema auxiliar poderosíssimo por meio do qual tanto o auxiliar como o técnico em saúde bucal podem vir a aumentar seu conhecimento nessa área, contribuindo muito para seu desempenho e desenvolvimento pessoal e profissional.

Os capítulos estão escritos e postos em uma linguagem acessível e prática, começando com um recado para os profissionais, a quem a autora se dirige lembrando que: *"Ser ASB ou TSB é muito mais do que exercer suas funções técnicas e administrativas, é lidar com os dois maiores bens da humanidade: a saúde e o sorriso."*

O livro segue com seu conteúdo lembrando que, apesar de o mercado de trabalho para essas categorias ser promissor, o conjunto de oportunidades de empregos oferecidos está sempre atento às regras formais e informais preestabelecidas para os salários, benefícios, carreira e capacitações, tornando esse mercado de trabalho altamente competitivo e exigente, sempre à procura dos melhores profissionais. Consequentemente, os próximos capítulos versam sobre a capacitação profissional, desde comportamento, etiqueta e *marketing* pessoal, lembrando a importância do bom atendimento e da rotina profissional ao lidar com os clientes e seus diferentes tipos.

Os capítulos seguintes contemplam a importância da internet para o ASB e o TSB, sua atualização profissional constante, a inovação no ambiente de trabalho e outros tópicos que se somam à atitude do profissional que deseja sucesso no mercado.

Concluindo, podemos dizer que a autora leva o auxiliar e o técnico de saúde bucal a desenvolver novas posturas no ambiente de trabalho para que venham a ser reconhecidos pela excelência de seus serviços prestados, tornando-se, assim, os profissionais que o mercado deseja.

Roberto Vianna
CD, MSD, PhD, FKILP

Introdução

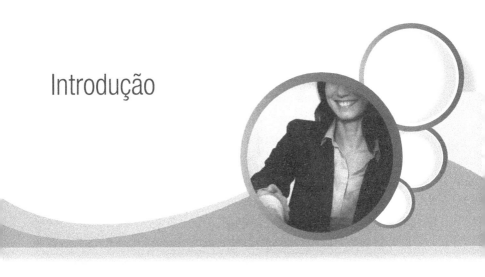

É com grande alegria que chegamos à segunda edição deste livro. Isso demonstra que o público-alvo – ASB e TSB – é formado por profissionais que estão sempre em busca do aperfeiçoamento de seu trabalho, inovando com o que aprendem e aplicando esses ensinamentos no dia a dia para alcançar o mais alto padrão excelência profissional.

Para engrandecer a obra, esta segunda edição conta com mais dois capítulos: *Como se comportar em uma entrevista de emprego* e *Inteligência emocional e sua carreira*, os quais foram desenvolvidos com base nas necessidades que identifiquei junto aos alunos e profissionais auxiliares e técnicos.

A excelência tem sido alvo de muitos profissionais no mercado de trabalho. Executar as tarefas dentro do mais alto padrão de qualidade passou a ser uma meta para quem deseja não apenas realizar um bom trabalho, mas superar todas as expectativas e surpreender.

Para os auxiliares de saúde bucal (ASB) e os técnicos de saúde bucal (TSB) não é diferente. É necessário ir além de todo o conhecimento técnico e assumir um comportamento que esteja de acordo com o ambiente de trabalho.

Pequenos gestos fazem a diferença: sorrisos, cordialidade, a solução de problemas e a iniciativa são algumas das ações diárias que somam para uma boa postura profissional.

A apresentação pessoal, os cuidados com a saúde e um tom de voz natural definem um profissional de confiança junto ao dentista, ao cliente e ao público em geral.

Fico extremamente feliz ao lançar esta obra para os auxiliares e técnicos, pois sei que esses profissionais têm muitas habilidades a serem desenvolvidas.

Nos últimos anos formei muitos alunos tanto nos cursos de ASB como de TSB, e nas palestras e conferências tive a oportunidade de levar aos auxiliares e técnicos informações que contribuíram para um melhor desempenho nos consultórios.

Essas informações não surgem de maneira aleatória, mas são fruto de pesquisas realizadas junto ao público empregador, o dentista, com o qual, por meio das consultorias realizadas, tenho a oportunidade de traçar o exato perfil que o dentista tem em mente acerca do profissional de ASB e TSB.

Com certeza, esse perfil inclui como ponto máximo uma alta capacidade na execução das tarefas diárias, o que significa excelência profissional.

Não somos eu nem aquele que contrata que exigimos essa excelência, mas o mercado em geral. O cliente, a equipe de trabalho, os fornecedores de serviços, enfim, todos os públicos são ávidos pelo trabalho eficiente e que surpreende todos os envolvidos.

Estamos na era da excelência e não podemos deixar de abordar questões que realmente somem para a carreira profissional do ASB e do TSB. Atualização constante, inovação, organização, qualidade no atendimento, *marketing* pessoal, internet e outros temas são abordados neste livro para aumentar a qualificação do profissional.

INTRODUÇÃO

O conhecimento técnico é de suma importância, mas pode e deve ser somado à maior habilidade e a um melhor comportamento.

Posso afirmar que entre os vários alunos a quem tive a felicidade de ensinar muitos conquistaram destaque na carreira: alguns ministram palestras, outros ingressaram nas Forças Armadas entre os primeiros colocados em concursos, outros foram exercer a profissão no exterior e muitos foram promovidos a gerentes das clínicas, havendo ainda aqueles que entraram para a faculdade e hoje são cirurgiões-dentistas.

Esses são apenas alguns exemplos de como a mudança comportamental pode influenciar de maneira positiva a sua carreira.

Que cada tópico deste livro seja entendido como um ganho para a profissão, independentemente de exercer tarefas múltiplas ou ser exclusivamente o auxiliar ou técnico.

A postura profissional de eficiência determina o quão longe você irá em sua carreira e o conhecimento adicional leva à busca constante da excelência.

Finalizo o livro com algumas mensagens escritas por profissionais e nomes de destaque na área de Odontologia, um segmento que abraça vocês, ASB e TSB, com muito carinho.

Desejo uma leitura prazerosa e que de cada capítulo sejam extraídas dicas para o aprimoramento contínuo na execução de suas tarefas e a consequente construção de um profissional de alta excelência.

Um forte abraço!
Marcia Nana
ideia_consultoria@yahoo.com.br
http://www.marciananamarketing.com.br

Recado para Você "SER ASB e TSB"

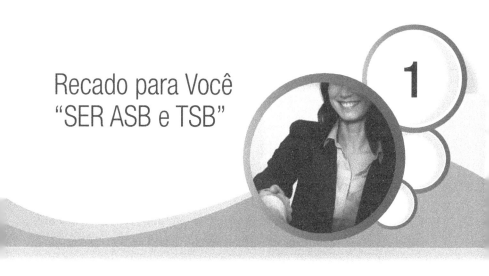

O primeiro capítulo deste livro é um recado que quero transmitir a todos os que estudam ou se dedicam profissionalmente à carreira de auxiliar ou técnico de saúde bucal.

Ser ASB ou TSB é muito mais do que exercer funções técnicas e administrativas, é saber lidar com os dois maiores bens da humanidade: a saúde e o sorriso.

Cada pessoa só é completa quando tem uma boa saúde e pode executar suas tarefas pessoais e profissionais. É por isso que a saúde é qualificada como um dos maiores bens que um ser humano pode possuir.

E você que atua na área de Odontologia precisa ter consciência de que, antes de qualquer função realizada, está contribuindo para a boa saúde de cada cliente que atende no consultório.

O sorriso, parte integrante da saúde, influencia o bem-estar do ser humano. Uma boa saúde bucal é o início de uma perfeita saúde do corpo em geral.

Como profissional de Odontologia, você sabe que qualquer problema na boca pode causar sérias complicações em todo o corpo.

Por isso, afirmo que ser ASB ou TSB é antes de tudo prestar um serviço de muita responsabilidade na vida das pessoas.

CADA UM DOS LEITORES PODE PARAR POR UM SEGUNDO E PENSAR NO QUE TEM FEITO PARA CONTRIBUIR PARA A SAÚDE DOS CLIENTES.

Diversos fatores influenciam o tratamento odontológico e muitos são iniciados pelos auxiliares ou técnicos. Entre eles, cito a organização do consultório, as aplicações de técnicas de biossegurança, a otimização do tempo do dentista, a assepsia dos materiais, a harmonia do consultório, a boa receptividade junto aos clientes e a cordialidade.

Coloque-se no lugar do cliente. O que representa chegar a um consultório e receber um sorriso tranquilo e amigável de um auxiliar ou técnico?

Isso faz toda a diferença para uma pessoa que vai a uma consulta com um dentista e é mal recepcionada e tratada com indiferença ou como alguém que está atrapalhando a rotina.

Muitos clientes são fidelizados por atitudes positivas da equipe. Por outro lado, você pode estar certo de que muitos deixam de comparecer ao consultório por receberem um atendimento indiferenciado.

Não estou colocando a culpa na equipe pela falta de clientes, mas estou ressaltando que o auxiliar e o técnico de saúde bucal exercem papel fundamental para o sucesso das clínicas e consultórios.

Pesquisas realizadas por diversos órgãos indicam que cirurgiões-dentistas que trabalham com auxiliares e técnicos de saúde bucal relatam maior produtividade em seus consultórios.

A presença do ASB na equipe de saúde bucal é extremamente relevante porque aumenta a eficiência do trabalho, eleva o rendimento, otimiza o tempo, minimiza o custo operacional, aumenta a produtividade e diminui o risco de contaminações.

(Pereira, 1992)

Além disso, Saliba *et al.* (1998) concluem que

O trabalho auxiliado na Odontologia há anos vem sendo pesquisado e recomendado, considerando-se as inúmeras vantagens que pode proporcionar tanto para o profissional e a equipe de saúde quanto para o cliente, no âmbito individual e coletivo.

Esses comentários demonstram o quanto o auxiliar e o técnico são importantes na rotina do dentista, e essa importância passou a ser comprovada em 2008, quando a profissão foi regulamentada pelo Ministério do Trabalho:

A Lei 11.889, sancionada em 24 de dezembro de 2008, regulamentou o exercício de Auxiliar em Saúde Bucal (ASB) e de Técnico em Saúde Bucal (TSB) em todo o país.

Voltando ao ambiente do consultório, quantas crianças, adultos e idosos chegam para a consulta com uma sensação de medo? Sim, medo do dentista, do barulho do "motorzinho".

Quem pode fazer com que esses clientes se sintam mais tranquilos?

Quem ajuda as crianças a ocupar seu tempo antes da consulta?

Quem auxilia os idosos a sentar-se de maneira mais confortável na cadeira?

Quem orienta os clientes antes da cirurgia?

Quem organiza a agenda, cuida do estoque, orienta a limpeza da clínica?

Quem inicia o tratamento da prevenção e ensina a escovação correta?

Cada um, com suas atribuições adequadas conforme a regulamentação do Conselho Federal de Odontologia (CFO), é responsável pelo bom resultado na rotina do consultório.

Talvez você pense que trabalha demais ou que exerce muitas funções. Mas, faço uma pergunta: "Se você, ASB ou TSB, não tivesse tantas funções, seu trabalho seria indispensável?"

Ser um profissional responsável por múltiplas tarefas enobrece seu trabalho e agrega valor a seu currículo.

Conheço muitos dentistas que trabalham sem auxiliar ou técnico, e sei que estes não têm o mesmo desempenho que aqueles que investem em uma equipe. Sabe por quê?

O talento vence jogos, mas só o trabalho em equipe ganha campeonatos.

Michael Jordan

Está comprovado que as melhores empresas, os melhores resultados, dependem do trabalho em equipe. Mas isso significa que a equipe tem de estar em sintonia com o gestor e com a rotina do trabalho e executar suas funções com comprometimento e interesse, visando não apenas ao resultado imediato, mas à continuação de um trabalho de qualidade.

Na Odontologia, a eficiência de uma equipe resulta em sorrisos perfeitos e na satisfação do cliente.

O mercado evoluiu; a Odontologia também.

Estudos, pesquisas e inovações tecnológicas levaram à criação de diversas especialidades que objetivam atender a população com serviços específicos, sempre visando à promoção e à recuperação da saúde.

O consumidor de serviços odontológicos, o cliente, também evoluiu. Está mais consciente de seus direitos e escolhe sempre o consultório mais adequado às suas necessidades e desejos e que ofereça valores agregados, ou seja, bom atendimento, comprometimento, qualidade nos serviços, credibilidade e ética, entre outros.

RECADO PARA VOCÊ "SER ASB E TSB"

Toda essa evolução leva o auxiliar e o técnico de saúde bucal a desenvolver novas posturas no ambiente de trabalho.

Por isso, este livro vem se somar a seu trabalho para que você venha a ser reconhecido pela excelência dos serviços prestados, tornando-se assim o profissional que o mercado deseja.

O Mercado de Trabalho

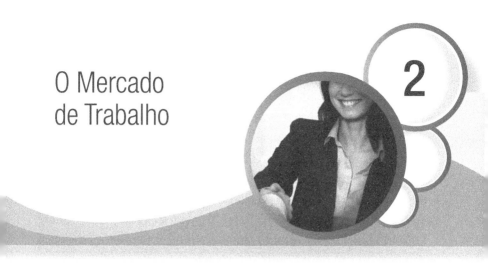

De acordo com informações do Conselho Federal de Odontologia (CFO, 2015), o Brasil conta com 106.680 auxiliares de saúde bucal (ASB), 20.305 técnicos de saúde bucal (TSB) e 266.174 cirurgiões-dentistas. Esses números demonstram que existem:

- 2,49 dentistas para cada ASB
- 13,10 dentistas para cada TSB

Esse cenário se revela bastante promissor para os profissionais ASB e TSB.

Além do setor privado, o ASB e o TSB também têm oportunidades no setor público, como nas Forças Armadas e nas prefeituras. Independentemente do local de trabalho, existe espaço para todos, mas só permanecerão os que forem capacitados e apresentarem as qualificações exigidas pelo cenário atual.

Essas qualificações se referem ao "algo mais" que todo profissional deve ter.

O termo mais apropriado é *empregabilidade*, que significa as competências essenciais, como, por exemplo, capital emocional e ético. Chiavenato define empregabilidade como um conjunto de competências e habilidades necessárias para uma pessoa manter--se colocada em uma empresa, ou seja, a capacidade de conquistar e manter um emprego de maneira sempre firme e valiosa.

Cabe ao profissional de ASB ou TSB apresentar plenas condições para lidar com todas as situações comuns ao cotidiano de qualquer empresa, saber trabalhar sob pressão, resolver conflitos com clientes, oferecer soluções imediatas para os problemas e ter visão estratégica.

As mudanças nos últimos anos no mercado resultaram na construção de um novo perfil profissional com maior dinamismo e adaptabilidade a todas as necessidades das empresas. Esse cenário não é diferente quando se pensa na Odontologia.

Ser auxiliar ou técnico de saúde bucal que tenha conhecimentos das práticas diárias é bom, mas o essencial é ser um ASB e TSB que, além do conhecimento técnico e teórico, tenha autonomia, liderança, habilidade de comunicação, iniciativa, empreendedorismo e capacidade de aprender. Isso é o que quer o mercado de trabalho.

MAS, E O DENTISTA, O QUE ELE DESEJA?

O dentista deseja contratar um profissional de ASB ou TSB que agregue valor e contribua para os resultados no consultório. Que domine todo o conhecimento técnico, que saiba lidar com os clientes, que seja participativo, opine de maneira construtiva, busque soluções e, acima de tudo, seja responsável, ético e confiável.

Foque nas atualizações constantes, no bom conhecimento do mercado de Odontologia, no acompanhamento das novidades que estão acontecendo, enfim, em tudo o que seja considerado essencial em um profissional.

Gerencie sua carreira para que seja criado um diferencial em seu trabalho. Sua carreira deve ser vista como seu maior patrimônio, pois, se ela for bem gerenciada, irá permitir uma vida econo-

O MERCADO DE TRABALHO

micamente saudável, mas, caso seja negligenciada, obviamente os resultados não serão favoráveis. Não fique na zona de conforto. Amplie seu conhecimento.

Mesmo que você seja auxiliar ou técnico de saúde bucal, é necessário que tenha habilidades extras, como nas áreas de informática e línguas estrangeiras (conhecimentos básicos de inglês e espanhol), fale e escreva corretamente a língua portuguesa e tenha noções de administração, além de outras aptidões que se somem à rotina do consultório.

Evite erros; caso aconteçam, assuma. E aproveite os erros cometidos para aumentar seu conhecimento. Existem dois tipos de erro: o erro por tentativas, quando você erra ao realizar uma tarefa, e o erro por negligência. Este, sim, é imperdoável.

O MERCADO DE TRABALHO ABSORVE OS PROFISSIONAIS QUE GERAM RESULTADOS.

Ao ser contratado por um dentista, você sabe quais as funções que deve realizar e que sua estabilidade no emprego vai depender dos resultados apresentados.

Ficar esperando ordens para agir é um sério problema dentro do consultório. Que tal uma pitada de iniciativa em seu dia a dia?

Uma das cenas mais terríveis em um consultório de Odontologia é ver o dentista chamando aos gritos o ASB ou TSB quando está com um cliente na cadeira. Não seria de se esperar que nesse momento o auxiliar ou o técnico estivesse ao lado do dentista, pronto para atendê-lo em suas necessidades? Ou melhor, que o ASB e o TSB acompanhassem todo o procedimento odontológico e, antes mesmo de o dentista solicitar algum material ou instrumental, este fosse entregue imediatamente?

Não é isso o que é ensinado nos cursos? Então, por qual motivo vemos tantos profissionais aguardando o chamado do dentista?

Faça uma autoavaliação como profissional em sua rotina do consultório. Coloque em uma folha de papel todos os seus pontos fortes e ao lado o que você acha que pode ser melhorado. Ao final, faça a você mesmo a seguinte pergunta: "Se fosse dentista, você se contrataria para trabalhar?" Seja sincero. Responda sim ou não e o porquê.

Como existe a necessidade de um bom profissional no mercado, tenho por obrigação antecipar minhas atitudes e ser esse profissional que o mercado deseja, e não esperar ser demitido para depois agir. Desculpe, mas não existem justificativas para um trabalho mal feito. Não pense que o dentista tem por obrigação manter você no trabalho. Que ele deve ser paternalista, compreender seus erros, sua falta de foco. Isso não existe! Estamos falando de mercado de trabalho, de relações profissionais, de resultados que o consultório precisa alcançar para manter-se ativo.

Lembre-se de que você tem o conhecimento que os dentistas desejam, e de que o dentista precisa de você como profissional, pois isso gerará maiores produtividade e lucratividade. Quando ele o contrata, assume seus custos (salário, almoço, transporte etc.), e os encargos sociais quase dobram o valor de seu salário, o que significa que, se eu contrato um auxiliar pelo salário de R$ 1.200,00, terei de desembolsar cerca de R$ 1.000,00 a mais de encargos sociais mensais.

Então, ao contratar um ASB ou TSB para somar-se à produtividade do consultório e este apresenta bons resultados, o dentista observa que está investindo em melhorias para seu público; caso o profissional auxiliar ou técnico não execute suas tarefas conforme o combinado, e ainda crie situações embaraçosas com os clientes, o efeito será inverso: a produtividade do consultório irá cair, os clientes vão sumir e os resultados despencarão.

Por que o dentista deveria manter esse profissional?

Lembre-se: o mercado quer você, mas que você seja o profissional que vai fazer a diferença, que vai ser a solução para o consultório com competência, comprometimento, iniciativa e dinamismo.

Comportamento Profissional

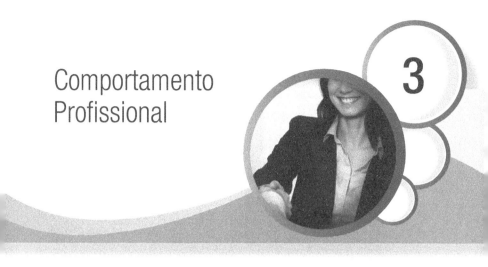

O comportamento profissional abrange as atitudes que você deve ter em seu ambiente de trabalho e se tornou um diferencial competitivo das empresas em vista das mudanças ocorridas nos últimos anos.

O comportamento profissional, também conhecido como comportamento organizacional, tem sido tema de estudos de vários autores que o descrevem como:

- "Comportamento organizacional é o estudo da dinâmica das organizações e como os grupos e pessoas se comportam dentro delas" (Chiavenato, 1999).
- "O objetivo implícito do enfoque comportamental é fornecer instrumentos para a administração das organizações, tendo por base o conhecimento sobre o comportamento das pessoas como indivíduos e membros de grupos" (Maximiliano, 2000).

Os estudos sobre o comportamento humano surgiram em 1938 visando compreender o desempenho das pessoas nas organizações e sua ligação com a produtividade. Mesmo após tantas décadas, ainda precisamos orientar os profissionais sobre sua postura nos ambientes de trabalho: o que, como e onde pode ou não ser feita determinada ação. Como comportar-se em meio a tantos conflitos que surgem? Quais os motivos que levam a não perder a calma?

A primeira coisa que você profissional deve saber é que o consultório é seu ambiente profissional e é nele que você realiza seu trabalho, mostrando que tem competência e comprometimento.

O LOCAL DE TRABALHO É O REFLEXO DE QUEM NELE TRABALHA.

Todas as suas atitudes no consultório são relacionadas diretamente com o local de trabalho. Seu comportamento é observado pelos superiores, colegas e clientes.

Você está em uma vitrine profissional e sua atuação possibilitará, em muitos casos, uma promoção.

Fique atento, pois bons profissionais são muito procurados pelo mercado. Tenha isso em mente desde o primeiro dia de trabalho.

Seu trabalho tem de ser satisfatório para você e para a clínica ou consultório. Sua postura profissional envolve pontos relevantes para o desempenho de suas funções.

Com certeza você irá afirmar que assume uma postura correta no consultório. Mas, será que isso é verdade?

A postura do profissional é elemento fundamental no atendimento ao cliente. Algumas das principais características de um bom profissional são:

- Bom humor e empatia
- Saber ouvir
- Ser educado e gentil
- Objetividade
- Comprometimento
- Boa comunicação verbal e escrita
- Prometer somente o que poderá cumprir

- Não interromper o cliente
- Bom relacionamento interpessoal
- Inteligência emocional

Dificilmente temos uma segunda oportunidade de causar uma boa impressão.

3.1 ETIQUETA PROFISSIONAL

A etiqueta profissional pode ser definida como um conjunto de regras para facilitar a convivência entre as pessoas e os relacionamentos no ambiente de trabalho. Essas regras permitem um entendimento harmônico entre os funcionários, chefes e clientes e têm por objetivo criar um ambiente agradável para que o trabalho seja realizado.

Alguns descuidos na rotina de trabalho podem comprometer sua imagem profissional e causar sérios problemas, gerando insatisfação nos superiores, nos clientes e, até mesmo, nos colegas de trabalho.

Normas de etiqueta profissional aplicadas no ambiente de trabalho contribuem para que os profissionais assumam uma postura de confiança, transparência e naturalidade em sua trajetória.

Outro ponto muito positivo consiste em facilitar os relacionamentos entre os colegas, a chefia, os subordinados e os clientes.

A etiqueta profissional é composta por:

Postura

Atitude

Educação

Iniciativa

Imagem

Pontualidade

Gestos

Linguajar correto

Tom de voz

A postura deve ser adequada ao local e ao cargo ocupado, e todas as regras de educação devem ser usadas na rotina do trabalho.

A imagem é sua aparência pessoal e envolve todos os cuidados em relação a cabelos, unhas, sapatos e acessórios. O profissional precisa transmitir a imagem de uma pessoa confiável e comprometida.

Muito cuidado com os gestos, que devem ser mínimos ou nenhum.

A voz deve ser emitida em tom médio. Nunca fale alto demais nem baixo demais. Use o português corretamente e evite gírias.

A pontualidade precisa ser respeitada. Evite atrasos e organize sua ida ao trabalho.

Iniciativa significa ter boa vontade em realizar suas tarefas, sem ficar esperando alguém ordenar.

Lance mão de atitudes positivas no ambiente de trabalho: o mau humor e as lamentações sempre criam um ambiente desagradável. Seja positivo. O sorriso e a simpatia precisam estar presentes no cotidiano de sua vida profissional.

A ETIQUETA PROFISSIONAL É UM REQUISITO PARA A IMAGEM PROFISSIONAL TANTO COM OS CLIENTES INTERNOS COMO COM OS EXTERNOS.

A rotina profissional nos leva a lidar com vários tipos de pessoas e isso pode vir a gerar alguns conflitos. Como evitar esses conflitos?

Por meio de algumas regras que garantam o nosso bom relacionamento:

- Cortesia, sorriso e simpatia – Atendimento imediato
- Ser atencioso e mostrar boa vontade – Ser objetivo
- Ter atitudes positivas – Apresentar aos clientes soluções para seus problemas
- Sinceridade – Preocupação com a satisfação do cliente

- Bom relacionamento interpessoal – Respeito mútuo
- Participação e iniciativa
- Confidencialidade e credibilidade

CORTESIA, SORRISO E SIMPATIA

A simpatia no ambiente de trabalho é considerada um ato simples e influente. Um bom profissional deve estar sempre atento ao tratamento direcionado a seus clientes. Um sorriso não custa nada e pode abrir portas para relacionamentos profissionais duradouros e promissores.

ATENDIMENTO IMEDIATO

Por que deixar um cliente, um colega de trabalho ou um chefe esperando pelo atendimento? Essa atitude só pode ser vista como um ato de desleixo e preguiça.

Atender de imediato a uma solicitação no ambiente de trabalho faz parte da boa postura profissional. Caso esteja atarefado, é sempre possível parar por um momento e dar atenção ao solicitante.

SER ATENCIOSO E MOSTRAR BOA VONTADE

Seja um profissional atencioso e interessado em solucionar qualquer questão no consultório. Caso a solução não esteja a seu alcance, indique quem pode resolver o problema. Não seja um profissional indiferente e evite as "caras e bocas", que são consideradas o ponto número um para sua autodestruição profissional.

SER OBJETIVO

A objetividade é considerada uma regra de grande importância para o bom andamento do trabalho. Economiza tempo e mostra eficiência. Quando tiver uma tarefa ou solicitação a ser atendida, cumpra-a de maneira objetiva. Com isso a satisfação não será só de seu superior, colega ou cliente, mas também sua, que terá a sensação de dever cumprido.

TER ATITUDES POSITIVAS

Uma rotina profissional mais leve e prazerosa só depende de pequenas mudanças no modo de pensar, agir e reagir. Atitudes positivas não significam andar sobre as nuvens, mas ver as coisas de um ângulo mais ameno e positivo. Sabemos que existem dois lados da moeda: "o positivo" e "o negativo". Então, escolhamos o positivo, que é a forma mais saudável.

Sentimentos negativos, pressões intensas e nervosismo à flor da pele podem afetar você no cotidiano profissional. Quando isso acontecer, pare, respire fundo, levante, tome um copo d'água e pense em algo positivo e bom.

Você pode não perceber, mas os pensamentos negativos se refletem em sua voz, feições e gestos.

APRESENTAR AOS CLIENTES SOLUÇÕES PARA SEUS PROBLEMAS

Quando um cliente procura o consultório, ele quer soluções: solução da dor, do quesito estético, de atendimento imediato, de marcação de consultas no horário; enfim, todo cliente precisa ter um relacionamento de plena satisfação com o consultório, e seu papel é levar ao cliente a solução certa para todos os problemas e questionamentos.

SINCERIDADE

Não engane o cliente. Faça uso da sinceridade no que se refere ao atendimento, ao tratamento ou a outras dúvidas, mas saiba ser ético. Toda e qualquer informação passada ao cliente precisa antes ser levada a seu superior para que você não corra o risco de fornecer informações erradas e com isso criar um sério problema na relação cliente × dentista.

PREOCUPAÇÃO COM A SATISFAÇÃO DO CLIENTE

Para alcançar a satisfação do cliente é preciso superar as expectativas do atendimento. É necessário encontrar a medida exata de atenção e solução que ele deseja receber.

Como conseguir isso? Fácil. Você tem nas mãos todas as ferramentas, o conhecimento do cliente, seu problema e a solução que ele deseja receber. Então, mãos à obra. Junte seu conhecimento, habilidade e sensibilidade e execute um trabalho eficiente e eficaz que, com certeza, surpreenderá os clientes.

Preste atenção às necessidades especiais do cliente, seja este uma criança, seja um idoso ou um cliente especial. Todos esses detalhes são importantes para direcionar o atendimento correto.

BOM RELACIONAMENTO

Relacionamento interpessoal é o modo como você se relaciona com seu chefe, colegas de trabalho, clientes, fornecedores, vizinhos, porteiros, faxineiros, enfim, com todas as pessoas que estão a sua volta.

Uma atenção especial com esse tipo de relação cria vínculos de confiança, respeito e credibilidade. Acima de tudo, seja um profissional ético.

RESPEITO MÚTUO

Todos querem ser respeitados. Para que isso seja possível, respeite também os outros. Essa é a melhor maneira de se obter respeito. Independentemente de hierarquia, idade, raça ou religião, as pessoas merecem ser tratadas com dignidade e respeito.

PARTICIPAÇÃO

Participação e colaboração. Esteja sempre atento às necessidades que surjam em seu ambiente de trabalho: se existe excesso de tarefas (em qual posso ajudar?); se o telefone toca (atenda); se o colega faltou (faça seu trabalho). O importante é que essa atitude participativa se some aos resultados da rotina do ambiente de trabalho.

INICIATIVA

Não espere por ordens para realizar seu trabalho. Como um profissional, você sabe o que e como deve ser feito. A iniciativa é um ponto positivo em sua rotina que, aliada à participação, resulta em excelentes resultados.

CONFIDENCIALIDADE

Confidencialidade é a garantia do resguardo das informações do consultório. Nenhum funcionário deve passar as informações adiante, seja de caráter financeiro ou não.

CREDIBILIDADE

Qualidade de algo ou alguém em quem se pode confiar, a credibilidade é composta por integridade, ética, competência e eficiência.

Marketing Pessoal

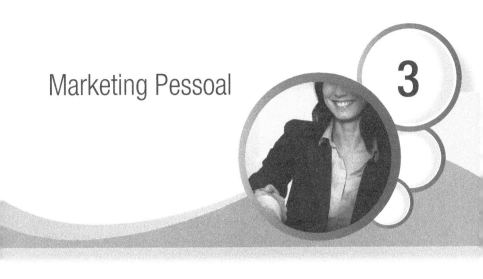

> *O marketing pessoal é o conjunto de fatores que influenciam a imagem do indivíduo, inclusive (mas não apenas) a sua aparência.*
> **Gregório (2013)**

Quando falamos em marketing pessoal, a maioria das pessoas pensa em roupas, cabelos, acessórios etc. Certamente, esses elementos estão presentes em seu marketing pessoal, mas não são os únicos fatores que devem ser considerados.

Podemos dizer que itens de aparência são como a embalagem de algum produto (desculpe a comparação) e que os outros fatores analisados se referem ao conteúdo, à divulgação e às referências.

O mercado de trabalho busca por colaboradores que apresentem o perfil adequado à imagem das empresas, pessoas que, por meio de sua aparência e atitudes, passem o que as empresas querem transmitir aos consumidores: confiança, qualidade, credibilidade e eficiência.

No ambiente do consultório, qual a imagem que os dentistas desejam passar a seus clientes? De limpeza, higiene, organização, confiança, bom atendimento, seriedade e competência. Como o marketing pessoal pode interferir nesses fatores? A apresentação do profissional com roupas e unhas limpas, sem manchas, cabelos penteados, sorriso no rosto e aparência de calma transmite ao cliente a certeza de ser atendido por um profissional sério, que tem conhecimentos sobre os serviços prestados e que, nesse primeiro momento, passa ao cliente a sensação de total confiança.

Imagine chegar a um consultório odontológico e encontrar um profissional com jaleco manchado, amarrotado, rasgado, cabelos desarrumados, com cara "amarrada". Fica difícil confiar nessa pessoa, pelo menos como um profissional de Odontologia.

O marketing pessoal não é só a aparência, mas começa com o que é transmitido por esta. Depois da primeira impressão, outros pontos deverão ser analisados.

> A primeira análise que fazemos de um produto novo ou de uma pessoa desconhecida é a partir de sua aparência. Independentemente se o conteúdo é bom ou não, já estamos fazendo nosso pré-julgamento. E esse pré-julgamento, por mais precipitado que seja, pode ser a diferença entre uma oportunidade que se abre e uma que se fecha.
>
> *Bordin Filho, 2002*

Já presenciei situações em que muitos candidatos a ASB e TSB não passarem da primeira entrevista por estarem usando roupas completamente descuidadas. Quando isso acontece, o dentista não deseja sequer ter conhecimento do conteúdo e do saber profissional. Ele já fez uma pré-análise do perfil a partir da vestimenta do candidato. Não pense que isso é preconceito, é apenas uma questão de bom senso.

Você pode tirar suas próprias conclusões pelo relato do caso a seguir: "Recebi a indicação de uma ótima profissional, com experiência e conhecimento na área de ASB, dedicada e com outros adjetivos. Marquei a entrevista junto ao dentista e no dia a candidata chega ao consultório vestida de bermuda e chinelos de dedo. Não preciso dizer por que ela não foi admitida."

Onde está o bom senso profissional? Você pode alegar que a pessoa estava desempregada e sem dinheiro para comprar uma roupa, mas isso não é uma justificativa. Ela poderia pegar uma roupa emprestada com a tia, a sobrinha ou a vizinha.

Ao buscar uma colocação no mercado, você deve ter em mente que o entrevistador terá a primeira impressão a partir de sua apresentação, depois pela experiência relatada e por último pelo currículo.

LEMBRE-SE DE QUE VOCÊ REPRESENTA A IMAGEM DO CONSULTÓRIO.

A imagem profissional corresponde a um conjunto de fatores que são observados:

- **Visão (conjunto da imagem)**: qual a primeira impressão ao olhar para o profissional?
- **Tom de voz**: tem uma voz agradável?
- **Adequação das palavras utilizadas**: existe coerência nas frases ditas?
- **Linguagem corporal**: os movimentos do corpo estão de acordo com a postura desejada do profissional?

A imagem do profissional é considerada o marketing pessoal, que reúne diversos aspectos importantes na construção das relações com os clientes:

- Posicionamento no mercado de trabalho
- Atribuições e qualidades que são percebidas
- Postura, voz, aparência, roupas, atitudes e comportamentos

MARKETING PESSOAL = SUA IMAGEM

Sua imagem DIZ quem você é!

Qual a sua imagem em seu trabalho?

Você é a pessoa ideal?

Para ser considerado um profissional competente não basta ter o conhecimeto técnico, é preciso ter um cuidado especial com sua imagem e postura.

ATENÇÕES ESPECIAIS QUE O ASB E TSB DEVEM TER

Uniformes

- Limpos e bem passados
- Sem manchas
- Cuidado com decotes, transparências e comprimentos
- Uso de touca e luvas

Essencial é a limpeza do uniforme: qualquer mancha ou falta de botão ou de costura passará a imagem de desleixo. Dê atenção aos decotes, às transparências e ao comprimento do uniforme. Lembre-se também dos sapatos, que devem ser confortáveis e limpos.

Cabelos

- Limpos e presos

No trabalho no consultório (auxiliando o dentista) é obrigatório o uso de touca.

Unhas

- Curtas e com esmaltes claros.
- Ao auxiliar o dentista, use luvas.

Maquiagem

- Discreta. Use somente o mínimo, e nada de tons fortes e cintilantes.

Outras dicas

- Perfumes (sem ou perfumes suaves)
- Asseio pessoal
- Aparência sempre saudável
- Cuide de sua saúde
- Qualidade de vida
- Alimentação adequada

A qualidade de vida interfere diretamente em seu rendimento profissional e também em sua produtividade. A alimentação inadequada e a falta de exercícios podem acarretar problemas físicos que o impedirão de realizar um trabalho produtivo. Os problemas de saúde podem impedir a presença no trabalho e isso com certeza causará muitos transtornos, principalmente se for uma constância.

Por isso, invista em sua saúde, tenha cuidados com a alimentação e esteja sempre ativo com o rosto corado, asseado e bem apresentável para transmitir ao cliente uma ótima imagem.

OUTROS PONTOS QUE INTERFEREM NO MARKETING PESSOAL

- **Seja positivo:** trate os clientes com ânimo e alegria; seja positivo no ambiente de trabalho; nada de ficar arranjando desculpas, como mal-estar, doenças ou "achismos".
- **Seja cordial:** bom dia e boa tarde são cumprimentos comuns, mas que fazem a diferença em qualquer relacionamento.
- **Seja simpático e atencioso:** atenda prontamente; peça ao cliente para aguardar, ofereça café, água ou chá; mantenha o cliente confortável.

- **Seja organizado:** saiba onde estão todas as fichas, materiais e informações necessários a seu trabalho. Organize tudo em arquivos, manuais ou no computador. Mantenha tudo em ordem.
- **Busque soluções:** busque soluções para todos os problemas e conflitos. Reagende o cliente; encaixe-o em uma consulta emergencial. Resolva os atrasos do dentista ou do cliente. Amenize problemas de discussões e mal-entendidos. Não deixe nada sem solução. Caso não tenha autonomia ou solução naquele momento, comprometa-se com o cliente a resolver e dê o retorno o mais rápido possível.
- **Seja objetivo:** seja objetivo em suas tarefas. Faça uma lista do que tem de ser feito e cumpra as prioridades sempre em primeiro lugar. Saiba definir o que realmente é prioritário.
- **Seja eficiente (evite o retrabalho):** faça certo da primeira vez. Não seja desleixado, fazendo uma tarefa malfeita por preguiça e por falta de tempo. O retrabalho representa descaso com as tarefas e falta de atenção e interesse.

Fazem parte da postura do profissional:

- **Assiduidade:** não falte ao trabalho. Você foi contratado para trabalhar por determinados dias, então cumpra seu papel e evite faltar. Casos de real necessidade devem ser justificados com atestados médicos. Cabe lembrar que aqueles que estão sempre faltando por motivos de doença não atendem às necessidade do consultório e por isso podem ser dispensados.
- **Pontualidade:** se seu horário de trabalho tem início às 8 horas, você deve estar pronto para trabalhar às 8 horas e deverá chegar pelo menos 15 minutos antes, tempo suficiente para tomar um café e vestir o uniforme. Lembre-se: não faça lanches nem refeições no ambiente de trabalho. Utilize a copa ou a cozinha para este fim. Não masque chicletes durante o expediente.

Atendimento

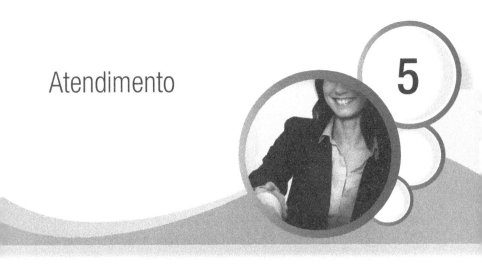

O atendimento pode ser definido como o ato ou o efeito de atender ou ainda o modo como habitualmente são atendidos os usuários de determinado serviço ou compradores de determinado produto.

O atendimento pode ser pessoal, por telefone ou virtual e significa o contato do cliente com a empresa ou, no caso específico da Odontologia, o contato do cliente com o consultório.

No momento do atendimento são verificadas as qualidades dos serviços oferecidos, quando o consumidor pode avaliar o serviço realizado.

No competitivo mercado de consultórios e clínicas odontológicas vemos que vários esforços, estratégias e divulgações são praticados para captar clientes e nesse cenário o atendimento tem um papel fundamental para a concretização dessas ações.

Chamamos o atendimento de hora ou momento da verdade, em que o cliente entra em contato com o consultório e já tem uma percepção acerca da qualidade do atendimento.

Esse é um momento que exige muita atenção, pois pequenos deslizes na fase do atendimento podem destruir todo o trabalho de captação e levar o cliente a desistir do tratamento em determinado consultório. Em meio a tantas ofertas disponíveis no mercado, por que uma pessoa continuaria a receber um serviço em um local que não satisfaz suas necessidades, desejos e a faça sentir-se desconfortável?

Essa é a questão: o consumidor, de modo geral, está mais consciente de seus direitos e por isso deseja receber o melhor quando vai a um consultório. Cabe a cada profissional da linha de frente do consultório, assim como a todos os integrantes da equipe de trabalho, primar por um atendimento de excelência.

Um atendimento não significa apenas abrir a porta do consultório ou atender ao telefone, mas como esta porta será aberta e como o telefone será atendido.

Vários fatores devem ser levados em conta no atendimento e diversas regras precisam ser colocadas em prática, como:

- Conhecer e agir de acordo com a missão do consultório
- Compreender a importância de seu trabalho na rotina do consultório
- Agir com ética e respeito
- Ter conhecimento de suas funções e limites
- Ser comprometido, responsável e participativo
- Saber relacionar-se com o público interno e externo.

O PROFISSIONAL DE ATENDIMENTO RESPONDE POR 90% DO SUCESSO OU INSUCESSO DA CLÍNICA OU CONSULTÓRIO.

Muitas vezes, o dentista perde clientes sem saber, pois a insatisfação gerada na recepção ou em uma ligação leva o cliente a não retornar ao consultório, e o dentista só terá conhecimento da evasão desse cliente quando se deparar com a receita no final do mês ou no final do ano.

ATENDIMENTO

Não é apenas o atendimento que importa, mas toda a continuidade do tratamento, o pós-atendimento, a recuperação do cliente, a cobrança de inadimplência, tudo deve envolver ações que priorizem a preocupação com a satisfação do cliente.

5.1 A IMPORTÂNCIA DO BOM ATENDIMENTO

Prestar um bom atendimento é primordial para a fidelização dos clientes na clínica ou consultório, é ter a certeza de que o receptor ficará satisfeito e retornará sempre que precisar. Lembre-se: ninguém gosta de ser mal atendido.

Segundo Kotler (2000), o atendimento ao cliente envolve todas as atividades que facilitam aos clientes o acesso às pessoas certas dentro de uma empresa para receberem serviços, respostas e soluções de problemas de maneira rápida e satisfatória.

Entre as vantagens de um bom atendimento destacam-se:

• Percepção pelo cliente de todos os serviços oferecidos
• Continuidade do tratamento
• Fidelização
• Leva o cliente a ter certeza de que é especial para o consultório
• Recuperação do cliente

Muitos não retornam em virtude da falta de convite. Se o consultório esquece do cliente, a concorrência lembra.

COBRANÇA DE INADIMPLENTES

O inadimplente de hoje pode vir a ser um cliente que gera lucros para o consultório no futuro.

Nunca devemos pré-julgar um cliente inadimplente nem esquecer dos clientes que há tempos não retornam ao consultório, os quais conhecem o serviço oferecido, o ambiente e as especialidades.

> O ATENDIMENTO OFERECIDO EM UM CONSULTÓRIO ODONTOLÓGICO DEVE SER IGUAL PARA TODOS OS CLIENTES.

Não discrimine seu público. Cada um tem o direito de receber um atendimento de excelência tanto da equipe de trabalho como do dentista. É importante observar que a discriminação constitui infração no Código de Ética Odontológica:

> **Código de Ética Odontológica**
> CAPÍTULO V SEÇÃO I COM O CLIENTE ART. 11.
> Constitui infração ética: I – discriminar o ser humano de qualquer forma ou sob qualquer pretexto

Todos os profissionais que trabalham em clínica ou consultório de Odontologia devem conhecer o Código de Ética, evitando, assim, criar situações que acarretem infrações para o dentista.

A conduta ética e o respeito ao Código de Ética se refletem na imagem do consultório junto aos clientes.

O atendimento representa o início de um relacionamento com o cliente, o qual, se espera, seja duradouro. Cabe aos profissionais responsáveis por essa função priorizar essa relação.

O Cliente

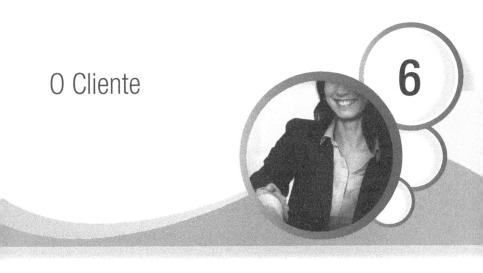

O cliente é a pessoa mais importante em um consultório. O cliente não depende de nós. Nós é que dependemos dele. O cliente não representa uma interrupção de nosso trabalho...

... ELE É O PROPÓSITO DE NOSSO TRABALHO.

O cliente não nos faz favor ao vir nos procurar para um serviço. Nós não estamos lhe prestando nenhum favor pelo fato de estarmos à sua disposição.

QUEM SÃO SEUS CLIENTES?

- **Clientes externos:** são os clientes, as pessoas que irão usar seu serviço no dia a dia e, conforme você espera, ficarão encantados.
- **Clientes internos:** são os funcionários, a equipe de trabalho.

A EXPECTATIVA DO CLIENTE

- **O que um cliente espera quando chega ao consultório?**
  - Obter satisfação total com o tratamento recebido
  - Ser surpreendido com a excelência no atendimento.

- **Segundo pesquisas realizadas pela Fundação Getúlio Vargas:**
  - 96% dos clientes insatisfeitos não voltam para reclamar do atendimento
  - 90% deixam de ser clientes daquele determinado estabelecimento

---

POR QUE SE PERDE UM CLIENTE?

- 1% por falecimento
- 3% por mudança de endereço
- 5% por amizades comerciais
- 9% por vantagens comerciais
- 14% por reclamações não atendidas
- 64% por atendimento indiferente

Um atendimento indiferente é aquele a partir do qual o cliente não se sente bem recebido, bem recepcionado, com suas necessidades atendidas. São detalhes, muitas vezes mínimos, que vão fazer a diferença, como, por exemplo, a ausência do pós-atendimento.

Após uma cirurgia o cliente não mereceria uma ligação para saber como está passando? São apenas 2 minutos para ligar e saber da saúde do cliente; então, não custa fazer essa ligação.

Conflitos e desentendimentos na clínica também podem dar início a problemas de relacionamento. Caso tenha observado que alguma situação não ficou bem esclarecida, converse com o cliente, peça desculpas pelo ocorrido e priorize o bom relacionamento.

SABER OUVIR

Um dos pontos mais simples e de grande importância em um atendimento é saber ouvir. Saber ouvir o cliente significa detectar realmente sua necessidade e estar apto a atendê-la. Não tire conclusões precipitadas sobre o que o cliente deseja e necessita. Ouça antes e não simplesmente escute. Avalie cada detalhe da necessidade do cliente.

Saber ouvir é considerado uma das habilidades mais importantes em um profissional.

Essa atitude transmite respeito e oportunidades de trocar experiências e aprender sempre.

SABER OUVIR = PRESTAR ATENÇÃO

1. Você deve estar totalmente aberto à comunicação
2. Entenda a ideia e só depois atente aos detalhes
3. Não julgue ninguém antecipadamente
4. Nunca interrompa quem fala

Ouvir faz parte da comunicação. Antes de aprendermos a falar e a escrever, aprendemos a ouvir. Você só conseguirá estar em total sintonia em seu ambiente de trabalho se souber ouvir sempre com muita atenção.

ATENÇÃO

Uma dica de como ouvir o cliente consiste em fazer uma pesquisa de satisfação, o que significa conhecer o que o cliente deseja em termos de mudanças, melhorias no atendimento e no consultório em geral, e também saber o grau de satisfação com os serviços prestados.

Exemplo de pesquisa de satisfação

	EXCELENTE	BOM	REGULAR	RUIM
Atendimento				
Cortesia				
Qualidade				
Pontualidade				
Infraestrutura				
Preços				

6.1 TIPOS DE CLIENTE

Vários são os perfis dos clientes que você irá encontrar em seu dia a dia. Alguns são de fácil relacionamento, outros mais complicados. No entanto, independentemente do tipo de cliente, você deve manter o profissionalismo, a firmeza e a ética.

O MAL-HUMORADO

- Relacionamento difícil, mas não impossível.
- Irrita-se com facilidade se alguém vai contra suas ideais, mas quando encontra alguém disposto a ouvi-lo com tolerância e interesse pode até mudar seu humor.

O MUITO SIMPÁTICO

- É agradável, às vezes em excesso.
- Se permitir sua conversa, pode atrapalhar quem está trabalhando.
- Você deve se limitar a manter uma conversa profissional, séria, porém atenciosa e simpática.

O APRESSADO

- Tem sempre algo urgente para resolver e perde a paciência quando não é atendido com rapidez.
- Nesses casos, o melhor a fazer é manter a calma e ter muita atenção no trabalho.

O GALÃ

- Namorador por natureza.
- Nunca perde uma oportunidade para exibir sua boa aparência e seus talentos.
- Atenda com uma atitude profissional e com doses certas de simpatia e um sorriso discreto.

O BRINCALHÃO

- Adora brincadeiras, principalmente as fora de hora.
- Tenha muito tato para aceitar as provocações com gentileza e discrição, porém cuidado para não alimentar a conversa.

O SISUDO

- De cara sempre amarrada, dificilmente sorri.
- Trate com profissionalismo. Mesmo que não demonstre, o cliente ficará satisfeito.

O ENROLADO

- Muito indeciso e confuso. O melhor a fazer é ter iniciativa para ajudá-lo.
- Para contornar a situação, faça uso da calma e simpatia.

Enfim, como são vários os tipos de cliente, temos sempre de aprender a lidar com todas as situações, colocando o profissionalismo e a ética acima de tudo.

DICAS

- O cliente satisfeito volta sempre e indica o serviço.
- Relações eficazes com os clientes fortalecem a opinião pública e a imagem do consultório.
- Recuperar o cliente custará pelo menos dez vezes mais do que mantê-lo.
- Cada cliente insatisfeito conta o motivo de sua insatisfação para aproximadamente 20 pessoas, enquanto os satisfeitos contam apenas para cinco.

O CLIENTE QUER SER ÚNICO

O desejo de todo cliente é receber um tratamento personalizado, saber que sempre terá alguém no consultório pronto para atendê-lo em um ambiente de cordialidade e presteza.

Certamente, você pensará: *"não tenho tempo para oferecer um atendimento personalizado ao cliente."*

Mas você pode:
Tratá-lo pelo nome (não esquecendo antes de senhor ou senhora). Ser simpático, cordial e atender suas necessidades.

6.2 ABORDAGEM DE CAPTAÇÃO

Captar o cliente significa conquistá-lo em meio à multidão. O que esperamos ao captar? Que o cliente conheça a clínica, os serviços oferecidos e fique satisfeito. A abordagem consiste nas seguintes etapas:

- Apresentar a clínica.
- Apresentar os serviços oferecidos.

- Apresentar os diferenciais da clínica, como, por exemplo, equipamentos de última geração, tratamentos inovadores, técnicas modernas e resultados duradouros.

O cliente gosta de ser abordado, desde que seja:

- No momento certo.
- De forma educada.
- Com segurança, clareza e objetividade.

Fica a dica: convide o cliente para conhecer a clínica e tomar um cafezinho. Em seguida, você pode apresentar as instalações do consultório. Esta é uma maneira educada de iniciar o relacionamento.

6.3 FIDELIZAÇÃO

O que significa fidelizar? Manter o cliente fiel à clínica ou ao consultório.

Fidelizar o cliente é um processo simples, que resulta da qualidade do atendimento, dos serviços de excelência e do relacionamento. Quando o cliente gosta dos serviços recebidos, ele se torna fiel ao consultório e passa a indicá-lo aos amigos e parentes.

O processo de fidelização tem início desde o primeiro contato do cliente com o consultório. O primeiro "alô" ou o sorriso e a simpatia do contato inicial fazem a diferença na percepção do cliente e leva ao início da fidelização.

ESTRATÉGIAS PARA FIDELIZAR O CLIENTE

1. Conheça o cliente. Hábitos, desejos e necessidades.
2. Conheça-o pelo nome. Receba o cliente com um sorriso e boa vontade.
3. Mantenha-o informado sobre as novidades do consultório.
4. Prepare a recepção de acordo com seu público.

5. Facilite os horários de agenda conforme a disponibilidade do cliente (sempre respeitando os limites dos outros clientes).

6.4 MARKETING DE RELACIONAMENTO

O marketing de relacionamento atenta para as necessidades de "criar, manter e acentuar sólidos relacionamentos com os clientes e outros públicos". Cada vez mais o marketing vem transferindo o centro das transações individuais para a construção de relacionamentos mais próximos com os clientes com foco na valorização. Trata-se de oferecer/propor valor de longo prazo ao cliente e proporcionar-lhe satisfação contínua.

ETAPAS DO MARKETING DE RELACIONAMENTO

- Primeiro contato do cliente com o consultório.
- Primeira consulta.
- Duração do tratamento.
- Finalização do tratamento.
- Contato periódico com o cliente.
- Retorno às consultas.
- Indicações e "boca a boca".

O relacionamento começa com o primeiro contato do cliente com o consultório, seja por *e-mail*, telefone ou pessoalmente. Na primeira consulta têm início as experiências com o público interno, ASB, TSB, secretária e dentista.

Durante o período de tratamento, vai sendo estreitado o relacionamento com o consultório. O cliente passa a conhecer melhor os serviços oferecidos e começa a ter confiança nos profissionais.

Ao finalizar o tratamento, ele avalia como foi esse período de relacionamento com o consultório. Caso se sinta satisfeito, ele volta; caso contrário, ele buscará outro dentista.

No entanto, mesmo que o cliente tenha gostado do resultado do tratamento e dos serviços recebidos, se o consultório não mantiver com ele um relacionamento constante, ele poderá não retornar. As outras etapas implicam contato periódico com os clientes: ligar para desejar feliz aniversário, lembrar da consulta de revisão etc. Por fim, o cliente passa a ser fiel ao consultório e começa a indicá-lo aos amigos e parentes.

O marketing de relacionamento é fundamentado no contato constante do consultório com o cliente. As informações e novidades do consultório precisam ser transmitidas aos clientes, estando eles em tratamento ou não.

É importante que o público do consultório fique ciente em relação:

- Novos telefones, *site, e-mail*.
- Ampliação do consultório.
- Implantação de novas especialidades.
- Atendimento de novos convênios.

Envie *e-mail marketing* ou mala direta aos clientes nas datas especiais, como aniversário, Natal, Ano Novo, Páscoa etc.

O marketing de relacionamento não para por aí. Trata-se de uma ação muito abrangente que, com certeza, determinará a fidelização do cliente junto ao consultório. Isso porque o cliente quer ser único, receber atenção, ser visto como uma pessoa e não apenas como "cifra financeira" para o consultório.

Então, vale a pena pensar o seguinte: "O cliente representa sim um valor financeiro para o consultório manter as portas abertas, mas antes disso ele é uma pessoa, um ser humano que precisa receber um tratamento especial que o surpreenda e que o mantenha fiel."

O auxiliar e o técnico de saúde bucal têm total responsabilidade sobre esse relacionamento, não apenas no momento do contato inicial, mas em sua continuidade. Além de comunicar novidades e informações do consultório, como já citado, é importante lembrar dos pequenos detalhes, os quais realmente fazem a diferença:

Que tal ligar para o cliente para saber como ele está passando após uma cirurgia?

OU

Ligar para saber se ele ficou satisfeito com a nova prótese?

Stone e Woodcock (1998) definem marketing de relacionamento como o uso de várias técnicas e processos de marketing e comunicação com o cliente que visa criar um relacionamento duradouro.

Muitas vezes já identifiquei um consultório ou clínica que apresentou um grande aumento no número de clientes por causa da importância a eles dedicada pela equipe. Entretanto, também já presenciei o contrário: ótimos profissionais perderam clientes por causa de deslizes da equipe.

USE SUA CRIATIVIDADE NA APLICAÇÃO DO MARKETING DE RELACIONAMENTO.

Sabe aqueles clientes inativos que estão "empilhados" em um arquivo do consultório? Que tal iniciar a organização das fichas e contatá-los para que possam voltar à clínica, seja por telefone, seja por *e-mail* ou WhatsApp. Pode estar certo de que o cliente ficará muito feliz com seu contato e voltará ao consultório com a sensação de que é uma peça importante na engrenagem do consultório. E realmente é!

E você pode perguntar: mas isso é minha atribuição? Sim, sabe por quê? Porque somos uma equipe e temos um mesmo objetivo: fidelizar clientes para o consultório.

Existem *softwares* odontológicos que muito facilitam o CRM (Gerenciamento de Relacionamento com o Cliente), mas, caso seu local de trabalho não conte com essa ferramenta, você pode

O CLIENTE

gerenciar esse banco de dados dos clientes de forma manual. A anotação das informações em todas as fichas, organizando-as em ordem alfabética para arquivamento, e a reunião do máximo de informações facilitarão o contato com os clientes. Aplicar as ações de marketing de relacionamento significa ter facilidade de contato.

Anote nas fichas alguns desejos do cliente, como, por exemplo, quando ele pergunta o preço de determinado tratamento ou quando indaga se a clínica conta com os serviços de certo especialista. Sabe por que isso soma para o marketing de relacionamento? Porque no momento em que a clínica estiver oferecendo atendimento em determinada especialidade (aquela sobre a qual ele perguntou), você poderá fazer contato e avisá-lo. O cliente ficará muito satisfeito com sua ligação e essa satisfação representa o objetivo e o fator dominante para o sucesso do consultório.

Sabe como podemos qualificar essa ação de relacionamento que você realiza junto aos clientes? Como um suporte ao trabalho do dentista. E isso, somado a seu profissionalismo, se torna seu diferencial.

É importante que os relacionamentos sejam repletos de experiências positivas, mas, caso aconteça algum mal-entendido, esclareça, peça desculpas, seja sincero ao defender que sua real intenção é prezar pelo bem-estar do cliente.

O envio de *e-mails* ou outros contatos em datas especiais, como citado anteriormente, é o mínimo que esperamos em um relacionamento com os clientes.

Mas queremos muito mais. Queremos que o consultório ou clínica onde você trabalha seja reconhecida como "*top of mind*", ou seja, a clínica que está no topo da mente do cliente, que, ao precisar de qualquer tratamento dentário, lembra imediatamente dela. E o caminho para atingir esse estado de "*top of mind*" é justamente por meio das ações de marketing de relacionamento.

O ASB e o TSB são peças fundamentais nesse processo, que pode até ser longo, mas é certo, pois relacionamentos bens construídos resultam em confiança e credibilidade, parte essencial na fidelização dos clientes.

Para começar, lembre-se de que 90% dos clientes se esquecem da consulta de revisão (quando precisam voltar 6 meses após o término do tratamento). Então, vamos ligar e, com a agenda aberta, marcar um horário.

Fica a dica: lembre-se de seu cliente, senão o concorrente irá se lembrar!

Comunicação

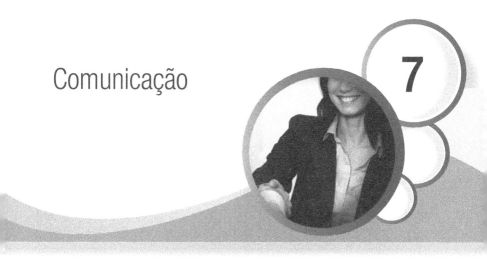

A comunicação é definida como a troca de informações entre as pessoas e envolve fatores como:

- Saber ouvir.
- Saber falar.
- Tirar dúvidas.
- Esclarecer.

A comunicação verbal e a não verbal fazem toda a diferença para quem sabe utilizá-las a seu favor.

DEFINIÇÃO E CARACTERÍSTICAS

A comunicação é o ato de transmitir ou receber mensagens, seja por meio da linguagem verbal, que pode ser oral ou escrita, seja não verbal, que é transmitida por meio da:

Capacidade de apresentar pontos de vista de maneira clara e objetiva; habilidade em utilizar adequadamente palavras, gestos e sinais pelo olhar, pela postura etc. Apresentar o tom de voz apropriado; ter boa dicção.

Ao se comunicar com os clientes, todo cuidado é pouco. Devemos nos preocupar com as palavras, gestos, expressões e atitudes.

Lembre-se: um gesto vale mais do que mil palavras!

Nosso corpo tem o poder de transmitir mensagens. Atente para algumas ações importantes a serem empregadas no atendimento a um cliente.

O OLHAR

Através do olhar transmitimos nossos sentimentos mais profundos, uma vez que ele reflete nosso estado de espírito.

- **É possível demonstrar interesse quando o olho:**
  - brilha;
  - tem atenção;
  - vem acompanhado do aceno de cabeça.
- **Ou desinteresse, quando:**
  - é apático;
  - é imóvel e rígido;
  - não tem expressão.

O SORRISO

O sorriso tem a capacidade de mudar o estado de espírito das pessoas. Pesquisas revelam que as pessoas sorridentes são avaliadas mais favoravelmente do que as não sorridentes.

FATORES QUE PODEM FACILITAR A COMUNICAÇÃO

- Falar no ritmo do cliente.
- Perguntar periodicamente ao cliente se ele está com alguma dúvida.
- Não sobrecarregá-lo de informações.

COMUNICAÇÃO

- Manter o foco no que está fazendo.
- Aprender a ouvir.

Comunique-se com seus superiores (dentistas, chefes), com os clientes, com os fornecedores e com os colegas de trabalho.

– Não tire conclusões precipitadas.
– Se não entender, pergunte.
– Preste atenção a toda a conversa.

7.1 COMUNICAÇÃO POR TELEFONE

Regras para a comunicação por telefone:

- **Atenda de imediato:** o telefone deve tocar no máximo três vezes. Caso esteja ocupado com algum cliente, peça licença, atenda ao telefone de maneira breve, anote o número do cliente e, logo após terminar o atendimento, retorne a ligação.
- **Identifique-se:** "Consultório do Dr. Fulano. Márcia, bom dia!" Em uma única frase você identifica o local, a pessoa que está atendendo e ainda cumprimenta o cliente.
- **Não utilize gírias:** e também não faça uso de vícios de linguagem e expressões muito informais. Sempre utilize senhor, senhora, doutor, doutora.
- **Seja agradável:** sua voz transmite seu estado de espírito, sua alegria e a boa vontade em atender.
- **Seja claro e discreto:** transmita e receba as informações necessárias. Não pergunte nada além do necessário para responder as questões dos clientes.
- **Anote os recados:** tudo deve ser anotado e transmitido de maneira correta.
- **Chamadas pessoais só em casos extremos:** o telefone do consultório é para uso comercial. Evite efetuar ou receber ligações

particulares. Caso tenha necessidade de ligar, solicite a permissão do dentista; se precisar receber alguma ligação de caráter particular ou atender a alguma emergência, comunique ao seu superior. O celular deve permanecer em *vibracall* ou desligado durante o horário de trabalho para não tirar sua atenção.

7.2 O PODER DA COMUNICAÇÃO EFICIENTE

Como diz o ditado: "a comunicação é a alma do negócio." Na área da Odontologia isso também não é diferente.

Muito mais do que se pensa, a equipe de trabalho dos ASB e TSB é responsável pela comunicação objetiva e transparente no consultório. Tanto no momento do atendimento ao cliente como no agendamento da consulta e nas opções de pagamento, o modo de se comunicar faz a diferença.

De acordo com o Conselho Federal de Odontologia (CFO), incluem-se entre as funções do TSB:

a. Participar do treinamento e da capacitação de auxiliar em saúde bucal e de agentes multiplicadores das ações de promoção à saúde.

b. Participar das ações educativas, atuando na promoção da saúde e na prevenção das doenças bucais.

c. Ensinar técnicas de higiene bucal.

Como essas atividades poderão ser executadas de maneira eficiente se não houver uma comunicação clara junto ao público? Para isso é necessário o uso de um tom de voz normal, sem erros e sem gírias, tentando ser o mais claro possível.

Lembre-se: "A comunicação é feita para que as outras pessoas (o receptor) entendam o que está sendo dito."

COMUNICAÇÃO

Uma observação muito importante:

O tom da voz e a postura corporal transmitem mensagens. Evite o sarcasmo e a ironia. Fale com naturalidade.

Se o cliente não entender a mensagem transmitida, repita. Evite comentários como: "Entendeu?"; "Agora entendeu, né?"; "Quer que desenhe?"; "Vou falar bem devagar." Esses comentários caracterizam falta de profissionalismo e de educação e constrangem o cliente.

O ASB e o TSB devem buscar as informações corretas sobre todas as dúvidas dos clientes antes de transmiti-las.

E quanto ao canal de comunicação com o dentista? Deve também seguir a mesma linha de naturalidade, clareza e educação.

Não existe a possibilidade de "mas", "porém" etc. O que existe é a postura correta do ASB e do TSB durante a comunicação com o dentista, mesmo que em algum momento o superior eleve o tom de voz.

A BOA CONDUTA PROFISSIONAL CONSISTE EM MANTER SEMPRE A MESMA POSTURA EM QUALQUER SITUAÇÃO

A melhor atitude é falar com um tom de voz natural, o que levará aquele que está gritando a baixar o tom de voz, pois ficará envergonhado. O mesmo conselho vale para os clientes difíceis.

Obviamente, o certo é que no diálogo não haja gritos ou berros, embora estes possam ocorrer como resultado do grau elevado de estresse ou de problemas na vida cotidiana.

Cabe lembrar aos ASB e TSB que todos os dentistas que caíram no erro de gritar com sua equipe com certeza se arrependeram logo depois, e se não pediram desculpas foi por excesso de vergonha. No entanto, profissionais de excelência podem contornar essa situação e dar exemplos a esse tipo de chefe que ainda precisa adequar seu modo de agir.

Como lembrado no início deste capítulo, o corpo também se comunica:

Esteja atento: seu corpo fala tanto quanto sua voz. A linguagem corporal foi desenvolvida pelos homens antes da linguagem falada. O cérebro é preparado para detectá-la e compreendê-la. Durante uma conversa, cuide da postura e de sua fisionomia. Polito adverte: "Verifique se há coerência entre o que você diz e o modo como seu corpo se comporta."

Gestos com mãos, braços e pernas devem ser observados. Muito cuidado com as "caretas", o que chamo de "caras e bocas" e que significam um suicídio para sua vida profissional. Sempre observo essa situação, pois já tive contato com diversos clientes que não retornaram aos consultórios por causa da insatisfação transmitida através da face.

Para o treinamento de uma boa comunicação, com dicção correta e palavras sem erros, deixo as seguintes dicas:

- Leia muitos livros, revistas etc.
- Leia em voz alta.
- Não use gírias (caso você tenha o hábito de usar gírias com seus amigos e familiares, tenha cuidado, pois esse hábito pode fazer com que você deixe escapar uma gíria no ambiente de trabalho).
- Evite usar termos como "né", "tá bom", "mermo", "amor" e "paixão", entre outros. Definitivamente, essas palavras não devem fazer parte da comunicação no ambiente profissional.
- Mesmo quando o cliente utiliza esses termos, o profissional deve manter a postura e responder corretamente.
- Não se esqueça das palavras mágicas: "por favor", "desculpa", "com licença", "por gentileza".

A comunicação eficiente promove resultados positivos no ambiente do consultório, evita conflitos, mal-entendidos e insatisfações, reduz os erros nas tarefas e consequentemente elimina a necessidade de refazer o trabalho, o que resultaria no pior inimigo: o desperdício do tempo.

Relacionamento Interpessoal

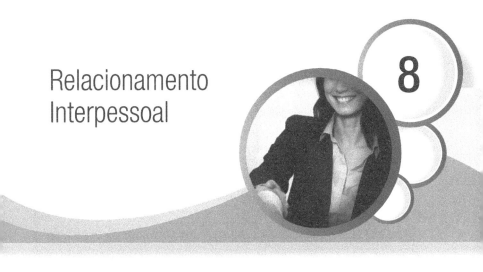

O relacionamento interpessoal consiste na relação entre as pessoas. Significa o modo como você, o dentista, os colegas de trabalho e os clientes se relacionam.

As relações devem ser pautadas na ética e no respeito. Saiba desenvolver um trabalho harmonioso com a equipe e respeite os limites.

- **Para um bom relacionamento interpessoal lembre-se de agir com:**
    - Credibilidade.
    - Confiança.
    - Ética.
    - Respeito.
    - Confidencialidade.
    - Participação e colaboração.

Muitos autores são unânimes em reconhecer a enorme importância do tema "relações interpessoais", tanto para os indivíduos como para as organizações, relativas à produtividade e à qualidade de vida (Costa, 2003).

O bom relacionamento entre as pessoas no trabalho cria um clima de maior satisfação e tranquilidade para a realização das tarefas. Em muitas situações os conflitos podem ser evitados, bastando que cada pessoa respeite o espaço da outra.

AUTOCONTROLE

Para o sucesso do relacionamento interpessoal é muito importante o controle das emoções.

Lembre-se de que cada pessoa tem um perfil diferente e cabe a você como profissional de atendimento saber se relacionar com elas. Isso vale para os todos os clientes, colegas de trabalho, superiores, subordinados e fornecedores. São imprescindíveis:

* Domínio dos próprios sentimentos, pensamentos, ações, reações e emoções.
* Discrição: controle sobre as situações difíceis. Às vezes é melhor se calar do que replicar.
* Evite as explosões (raiva, tristeza, desânimo ou aborrecimentos).
* Separe os conteúdos pessoais dos profissionais.
* Cuidado com as "caras e bocas" e a expressão corporal.
* Qualquer descontrole no consultório comprometerá sua imagem.
* Aja com a razão e não com a emoção.

CONTROLAR-SE A SI PRÓPRIO É O VERDADEIRO PODER
(LAO-TSÉ)

Tenho observado que alguns ASB e TSB costumam sentir-se rejeitados pelo grupo, mas também concluo que esse sentimento não passa de uma cisma do indivíduo.

No ambiente de trabalho, você deve estabelecer relacionamento profissional com todos, o que inclui:

* Não fazer fofoca.
* Não comentar sobre a vida das outras pessoas (chefes, clientes e colegas de trabalho).

- Não culpar outras pessoas pelos erros que você cometeu.
- Não pegar para si os triunfos de outros colegas.
- Não querer ser o melhor só para se destacar junto aos superiores.

O relacionamento profissional é baseado na ética. E a ética é um dos objetivos do bom comportamento profissional. Por isso, desenvolva maturidade no consultório e aprenda no dia a dia que uma carreira profissional bem-sucedida sempre dependerá inicialmente de você.

8.1 CONSTRUINDO BOAS RELAÇÕES PROFISSIONAIS

Além do respeito e da ética, o bom relacionamento interpessoal precisa ser pautado no profissionalismo. As pessoas passam mais tempo no ambiente de trabalho do que em casa e convivem com outras pessoas de diferentes perfis com gostos e opiniões diversas. Esse é um dos pontos que mais interferem no relacionamento entre funcionários, dentistas e colaboradores.

Quando trato neste livro da importância do profissionalismo, das atitudes focadas no trabalho, é justamente para evitar que os temas pessoais estejam presentes na rotina do profissional e acabem gerando brigas, discussões e conflitos.

O que mais frequentemente observo no consultório, ao realizar treinamentos, são os problemas de relacionamento entre as equipes por motivos como:

- Religiões diferentes.
- Times de futebol opostos.
- Discussões sobre filmes, música, filhos etc.

Quando inflamadas, essas discussões acabam por criar problemas sérios na produtividade do ASB e do TSB e interferem diretamente nos resultados alcançados no consultório.

Alguns autores apontam que:

> O relacionamento interpessoal está associado inicialmente com a própria pessoa, com o seu "eu".
>
> *(Carlos, Joaquim)*

Este seria então um problema do relacionamento da pessoa consigo própria, ou melhor, do relacionamento intrapessoal. O relacionamento intrapessoal é a base do relacionamento interpessoal. O relacionamento intrapessoal consiste na integração de autoconhecimento, autodomínio e automotivação, ou seja, conhecer-se e avaliar suas virtudes e defeitos e o que pode ser modificado em suas atitudes.

Periodicamente precisamos fazer uma espécie de autoanálise, identificar as características de nossa personalidade, compreender que muitas vezes estamos errados e que nem todos precisam pensar da mesma maneira e ter as mesmas atitudes.

Se a cada dia nos tornarmos seres humanos melhores, com certeza também irão melhorar nossas relações com as outras pessoas.

Não podemos admitir que em um consultório ou clínica odontológica surjam problemas decorrentes do mal-estar criado por funcionários de temperamento difícil ou por pessoas que não são bem resolvidas em seu interior.

O local de trabalho é seu ambiente profissional e tudo o que acontece ali tem de ser estritamente profissional.

Na rotina do trabalho podem acontecer muitas situações que levam ao estresse, ao nervosismo e à pressão. Nesses casos, devemos estar emocionalmente bem para transformar essas adversidades em oportunidades de evidenciar que somos profissionais competentes.

Situações como as de clientes que chegam ao consultório com muita dor, cirurgias em que ocorrem hemorragias, clientes que se sentem mal com anestesias, problemas de pressão alta ou baixa, entre outras, podem vir a acontecer na rotina do ASB e do TSB. Como será sua reação nesses casos? Trata-se de uma situação de estresse, mas você deve manter a calma e ajudar o dentista a resolvê-la.

Daniel Goleman (1995), especialista em inteligência emocional, enfatiza que:

Relacionamento intrapessoal + relacionamento interpessoal = inteligência emocional

Precisamos ser bem resolvidos interiormente para mantermos boas relações com os indivíduos que nos rodeiam e solucionarmos todas as adversidades com inteligência e controle de nossas emoções. Assim, teremos subido um degrau em direção à excelência profissional.

Dale Carnegie, escritor americano, lançou em 1936 o clássico *Como fazer amigos e influenciar pessoas*, com dicas que valem muito para as relações profissionais dos dias atuais. São elas:

- Não critique, não condene, não se queixe.
- Faça um elogio honesto e sincero.
- Sorria.
- Interesse-se sinceramente pelas outras pessoas.
- Seja um bom ouvinte.
- Faça os outros se sentirem importantes.
- Comece de um modo amigável.
- Se estiver errado, admita.
- Faça perguntas em vez de dar ordens.
- Não envergonhe as outras pessoas.

TRABALHO EM EQUIPE

Todos são peças importantes no trabalho em equipe, cada um representa uma pequena parcela do resultado final. Quando um falha, todos devem se unir para sua reconstrução.

Salvador Faria

O relacionamento interpessoal e o respeito mútuo são as bases do trabalho em equipe. Quando contamos com um grupo de funcionários que conseguem manter um bom entendimento, temos a certeza de que podemos delegar responsabilidades a essa equipe. O ASB e o TSB constituem a equipe de trabalho do consultório, e mesmo com poucos profissionais é necessário que cada um tenha consciência de que a união das forças individuais será essencial para que sejam alcançados os objetivos do consultório. Fico muito feliz quando escuto um dentista afirmar que pode contar com sua equipe de trabalho no consultório.

Infelizmente, nem sempre isso acontece, surgindo então a necessidade de mostrar aos funcionários da clínica ou do consultório o que realmente significa a expressão "equipe de trabalho".

Em uma clínica odontológica temos dentistas, ASB, TSB, secretária, recepcionista, faxineiro, TPD e outros ou apenas o dentista e um ASB ou TSB. Estes, independentemente da quantidade de pessoas, constituem o grupo de trabalho do consultório ou clínica, ou seja, um grupo de pessoas que trabalham no mesmo local e vivem em harmonia (respeitando os relacionamentos interpessoais).

Mas, e a equipe de trabalho?

A equipe de trabalho é formada por pessoas que trabalham no mesmo local e realizam suas tarefas, assim como o grupo, mas com o seguinte diferencial: estão comprometidas com o objetivo e trabalham em conjunto para atingir um alto desempenho.

COMPARAÇÃO ENTRE GRUPO E EQUIPE DE TRABALHO

GRUPO	EQUIPE
Trabalha "sozinho"	Trabalha "junto"
Ênfase nas habilidades técnicas	Ênfase nas habilidades interdisciplinares
Tarefas estritamente definidas	Habilidades e conhecimento geral
Só passa informações ao dentista	Compartilha informações com o grupo
Foca apenas no próprio resultado	Preocupa-se com o resultado do grupo
Não assume desafios	Assume desafios e motiva o grupo
Habilidades aleatórias	Tem habilidades complementares

Como funciona uma equipe no consultório de Odontologia?

Ao realizarem suas tarefas, o ASB e o TSB devem ter em mente que o foco central do consultório está no bom funcionamento de toda a engrenagem, visando à satisfação total do cliente. Isso significa que, mesmo sendo exímios profissionais, se algo não funcionar de modo exemplar, o atendimento deixará a desejar. Cito alguns exemplos:

* Falta de material para o dentista realizar o procedimento.
* Atendimento falho ou demorado ao telefone.
* Falta de assepsia ou limpeza.
* Recepção descortês.
* Desorganização no ambiente do consultório.
* Atraso de consulta.
* Falha no agendamento.
* Odores desagradáveis no consultório.

Isso significa que todos da equipe devem estar aptos a realizar qualquer tarefa (exceto a do dentista) para que o consultório preste um atendimento de primeira.

Não é porque a secretária faltou que ninguém vai atender ao telefone. Não é porque a faxineira chegou tarde que o consultório deve permanecer com odores desagradáveis. Não é porque a responsável pelas compras está de férias que ninguém vai comprar material.

Toda equipe é um grupo, mas nem todo grupo é uma equipe.

Em outras palavras, o ASB e o TSB devem conhecer o consultório como um todo e ter iniciativa para ajudar nas outras tarefas para que se dê o funcionamento perfeito de todas as áreas, não se omitindo de outras tarefas pelo fato de não serem de sua responsabilidade. Você pode organizar a recepção, abrir a porta para o cliente, atender ao telefone, comprar o material, ligar para confirmar a consulta e tudo o que você perceber ser necessário, mesmo que não seja sua função, pois você integra uma equipe.

Veja o exemplo de duas clínicas:

CLÍNICA A

Conta com dois dentistas, um ASB, um TSB e uma recepcionista. Cada um executa suas tarefas com responsabilidade, mas em determinado dia a recepcionista falta e a recepção fica lotada, o telefone toca sem parar (e demoram para atender), o dentista fica superatarefado e o ASB e o TSB alegam que sua obrigação é auxiliar o dentista no consultório e não tomar conta da recepção.

Resultado: muitos clientes desistem de ser atendidos e vão embora.

CLÍNICA B

Mesma situação: dois dentistas, um ASB, um TSB, uma recepcionista. Um dia a recepcionista falta, mas o ASB e o TSB tomam a iniciativa e, enquanto um auxilia o dentista, o outro cuida da recepção.

Resultado: o dia foi cansativo, muitas tarefas, mas todos os clientes foram atendidos com atenção e qualidade e todos que ligaram tiveram suas consultas agendadas.

Ambas as situações sempre acontecem nos consultórios, e a diferença nos resultados decorre do espírito de equipe, colaboração, iniciativa, busca de soluções imediatas sem perder o foco: "cliente satisfeito."

Qualidade

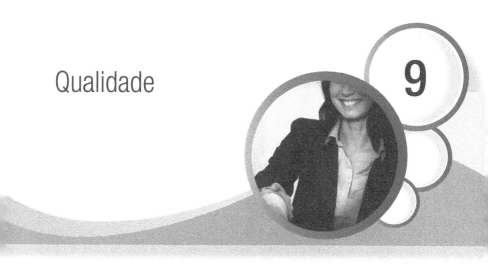

> Qualidade é a habilidade que bens e serviços têm em alcançar de maneira consistente as expectativas dos clientes.

Ao entrar em contato com o consultório, o cliente tem uma expectativa em relação a:

- Atendimento.
- Conforto.
- Limpeza e higiene.
- Serviço prestado.
- Preço.

E deseja que cada um desses tópicos seja de qualidade, justo e funcional para que o serviço recebido (tratamento) tenha durabilidade. Isso é o que se pode chamar de qualidade total no consultório de Odontologia.

O primeiro tópico a partir do qual o cliente percebe a qualidade do serviço é o atendimento. Um atendimento de qualidade envolve diversos fatores, como recepção do cliente, atenção à necessidade ou solicitação, objetividade em atender, simpatia, boa vontade e profissionalismo. Mas o primeiro fator na qualidade do atendimento é o sorriso.

- **O sorriso:**
  - abre portas;
  - fideliza;
  - deixa a pessoa relaxada;
  - o bom humor acalma a alma;
  - reduz o medo, a ansiedade;
  - e eleva a autoconfiança.

- **Curiosidades**
  - Usamos 42 músculos para chorar
  - 32 músculos para franzir a testa
  - 17 músculos para sorrir

À medida que você aprende a sorrir mais, o mundo sorri mais para você. As pessoas mais sadias, de um modo geral, sorriem mais. Então sorria!

Receba seu cliente com um sorriso e verá que o dia será mais tranquilo. Ao receber um sorriso, o cliente inicia um relacionamento de confiança com o consultório. Sente-se único, especial e importante para o consultório. E ele realmente é!

Já observamos que, sem o cliente, o consultório não tem motivos para abrir as portas.

Sem o cliente, as contas não serão pagas.

DÊ ATENÇÃO IMEDIATA AO CLIENTE

- Confirme o horário da consulta; peça para aguardar.
- Peça para sentar; ofereça café e água.

SOLUCIONE AS DÚVIDAS DO CLIENTE

Caso haja alguma dúvida em relação ao procedimento ou aos preços, pagamentos etc., busque as respostas certas para o cliente.

Caso a informação pertença à área técnica (sobre procedimentos e/ou medicamentos), apenas o dentista poderá passar as informações aos clientes.

RETORNE AS LIGAÇÕES

Sempre retorne as ligações dos clientes. Nunca se esqueça de retornar para fornecer as respostas solicitadas, confirmar a consulta ou fazer o pós-atendimento.

CRIE CONFORTO PARA O CLIENTE

Um atendimento de qualidade inclui um ambiente agradável na recepção. Preste atenção aos seguintes detalhes:

- Temperatura agradável (nem muito frio, nem muito calor).
- Limpeza, higienização e odores (observe os banheiros).
- Mantenha jornais e revistas atualizados e de acordo com o público atendido.
- Televisões com legendas.
- Música ambiente: sintonize em emissoras adequadas (instrumental, MPB etc.).
- Observe a disponibilidade de copos, papel toalha, guardanapos e papel higiênico.

ATENÇÃO!

Alcançar a satisfação total do cliente é um processo de melhoria contínua que envolve não só os funcionários de atendimento, mas também toda a equipe de trabalho e, principalmente, o superior. Apenas o comprometimento total da equipe poderá levar à excelência total da qualidade.

A QUALIDADE É ALCANÇADA PELO TRABALHO PESSOAL

- Para mudar é preciso querer.
- Aprenda com os próprios erros.
- Substitua erro ou defeito por oportunidade de melhoria.
- Avalie sempre os resultados obtidos para fazer as correções necessárias.
- Aprenda com quem já fez e foi bem-sucedido.

Rotina Profissional

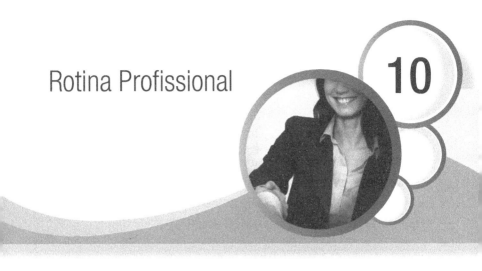

Como é sua rotina no consultório? Sei que a maior parte dos auxiliares e técnicos cumprem uma rotina bastante atarefada com diversas ações que devem ser realizadas em um dia.

Também tenho observado que nem sempre o profissional consegue executar as tarefas no mesmo dia e deixa para depois, o que acarreta atrasos e desorganização.

Para solucionar ou minimizar esse problema, proponho algumas regras:

DEFINA PRIORIDADES

Defina o que realmente é prioritário. Certamente você terá várias tarefas a serem executadas durante o dia, mas avalie quais delas devem ser cumpridas em primeiro lugar: ligar o compressor, arrumar as bandejas, ligar para os clientes, limpar a clínica, ligar o ar-condicionado; enfim, defina a ordem de importância de suas tarefas. Administre seu tempo. É importante que o profissional de atendimento saiba administrar o tempo. Organize-se de modo a finalizar todas as tarefas durante o horário de trabalho.

Acumular tarefas para o dia seguinte é o mesmo que iniciar o trabalho atrasado.

MANUTENÇÃO DO LOCAL DE TRABALHO

Limpeza e organização de todos os locais e departamentos. Verifique os materiais para evitar a falta deles. Organize uma planilha de estoque e tenha sempre à disposição materiais e utensílios indispensáveis para a realização dos trabalhos.

CUIDADOS COM SUA SAÚDE

Para um trabalho de qualidade é importante que os funcionários estejam bem e saudáveis. Cuide de seu bem-estar e de sua saúde.

Evite comidas pesadas e gordurosas que possam resultar em má digestão e desconforto no local de trabalho. Evite também ficar sem almoçar. A refeição é sagrada e essencial ao bem-estar do funcionário.

DICAS PARA O BEM-ESTAR DOS CLIENTES

Atenção ao controle da temperatura do ambiente: não pode ser muito fria nem muito quente. O ar-condicionado deve ficar na temperatura ideal para manter a sensação agradável dos clientes.

Atenção aos odores nos locais de trabalho: cheiro de comida e cheiro do banheiro. Nada é mais desagradável para um cliente do que lidar com cheiros fortes na recepção.

GERENCIE CRISES E LIDE COM O IMPREVISÍVEL

Crises podem acontecer no ambiente de trabalho, ou seja, discussões ou conflitos com colegas, superiores, clientes, fornecedores ou prestadores de serviço. O melhor a fazer é amenizar a situação, esfriar a cabeça e buscar soluções. Afinal, mal-entendidos fazem parte de qualquer relacionamento, inclusive entre os profissionais.

ROTINA PROFISSIONAL

10.1 O TRABALHO NA CLÍNICA ODONTOLÓGICA

As rotinas da clínica são divididas em várias atividades. Preste atenção a cada uma e execute todas com qualidade:

* **Recepção:** mantenha limpa e arrumada com revistas, jornais, DVD, TV etc., de acordo com o público atendido.

* **Crianças, idosos e clientes com dificuldades:** cuidado para oferecer o atendimento correto aos públicos que necessitam de maior atenção. Tenha um espaço reservado para as crianças ou brinquedos e revistas que possam distraí-las antes do atendimento. Existem inúmeras opções no mercado. Os idosos e os clientes com dificuldades necessitam de espaço para andar e sofás confortáveis.

* **Agendamento de consultas, cirurgias e exames:** preste atenção à agenda de consultas. Marque as consultas deixando um intervalo para a realização de cada procedimento. Atenção às consultas em que serão realizados procedimentos cirúrgicos, os quais com certeza necessitarão de mais tempo.

* **Cancelamentos e mudanças na agenda:** efetue os cancelamentos com cuidado. Lembre-se ao cancelar uma consulta e já deixe uma nova data agendada.

* **Estrutura física do consultório:** goteiras, vazamentos, cadeiras e equipamentos quebrados ou com defeito, tudo deve ser observado para evitar comprometer o atendimento ao cliente.

Atenção especial deve ser dada aos seguintes tópicos:

* **Triagem e encaminhamento de correspondência:** separe cuidadosamente as correspondências, inclusive os pagamentos, que devem ser guardados em pastas separadas.

* **Treinando colegas:** ensine seus colegas; é prazeroso transmitir o que sabemos.

- **Seleção de colaboradores ou fornecedores:** cuidado ao selecionar os fornecedores. Verifique os preços, mas também a qualidade dos serviços.

- **Controle de materiais e medicamentos:** proceda ao controle do estoque. Não espere os materiais acabarem para pedir mais. Separe conforme a frequência de uso e faça o controle para que a clínica não fique sem estoque.

- **Gerenciando folgas, férias, viagens e eventos para o dentista:** você deve ter conhecimento das datas em que o dentista não irá atender (é importante para não agendar consulta de nenhum cliente).

- **Relacionamento com inadimplentes:** atenção às cobranças dos clientes para não deixar acumular dívidas. Cobre do cliente sempre com educação e nunca na frente de terceiros.

Ser um solucionador de conflitos significa ser um profissional que sabe da importância da harmonia no local de trabalho tanto para os clientes internos como para os clientes externos

---

A solução de conflitos deve acontecer em todos os momentos em que estejam presentes as dificuldades do dia a dia. Para se tornar um bom solucionador de conflitos é preciso, em primeiro lugar, entender o que está acontecendo, ou seja, o que causa o problema?

Pequenos mal-entendidos podem interferir nos relacionamentos diários com os clientes, fornecedores ou dentistas.

Por isso, tenha sempre em mente que o atendimento de qualidade e o respeito profissional devem fazer parte da rotina de trabalho e precisam ser praticados com todos os públicos:

- Não diferencie tratamentos.
- Não seja preconceituoso.
- Não prejulgue o cliente nem qualquer outra pessoa.

- Não faça comentários sobre assuntos que não lhe convém.
- Não leve para fora do ambiente de trabalho o que acontece no interior do consultório.
- Não crie problemas. Seu dever é solucionar.

10.2 MOTIVAÇÃO NO TRABALHO

O que é motivação? Motivação é o impulso interno que leva à ação. Motivação é um sentimento que faz com que as pessoas ajam para atingir seus objetivos.

A verdadeira motivação vem de realização, desenvolvimento pessoal, satisfação no trabalho e reconhecimento.

Frederick Herzberg

Podemos conceituar a motivação como metas ou objetivos que cada pessoa deseja alcançar e por esse motivo cria forças internas para desenvolver capacidades para aprender e realizar os trabalhos.

A motivação é conhecida como um processo intrínseco (que acontece de dentro para fora) e também como um processo extrínseco (que ocorre de fora para dentro do ser humano).

A motivação como processo intrínseco ocorre quando a pessoa tem a capacidade de se automotivar. Já a motivação como processo extrínseco acontece quando a pessoa está em um ambiente motivador, seja na família, seja no trabalho, seja com amigos.

Mas, e a motivação no trabalho?

O indivíduo deve desenvolver a capacidade de receber as ações motivacionais que estão sendo projetadas ao seu redor, ou seja, se a pessoa não está aberta a receber a motivação, muito dificilmente ela será conquistada pelo ambiente de trabalho, por mais motivador que este possa ser.

- **Dicas para aumentar a motivação no ambiente de trabalho:**
  - Seja participativo.
  - Tenha iniciativa.
  - Respeite os colegas e o ambiente de trabalho (isso irá gerar um ambiente prazeroso para a realização do trabalho).
  - Seja cordial e simpático.
  - Não leve os problemas pessoais para o ambiente de trabalho.
  - Não crie problemas (seja solucionador).
  - Trace metas para sua vida profissional.
  - Tenha autoconfiança.
  - Desenvolva um espírito de equipe.

10.3 MÉTODO DE QUALIDADE 5S

Impossível falar de qualidade sem falar no Método de Qualidade 5S. Meus alunos e clientes sabem que sou fã desse método e que fui pioneira ao levar essas aplicações para o consultório de Odontologia. O que mais me impressiona no 5S é que ele é prático, simples, objetivo e dá resultados.

Muitos outros autores criaram versões, como 6S ou 8S, mas vamos focar no método que eu considero a base de todo o processo de qualidade total.

O método 5S surgiu no Japão, logo após o final da Segunda Guerra Mundial, com o objetivo de reunir ações focadas na reestruturação das cidades. Um dos países mais atingidos pelas batalhas da guerra, no Japão havia muito lixo e poeira e inúmeras fábricas completamente destruídas.

O método recebeu o nome de 5S por ser formado por cinco palavras japonesas que se iniciam com a letra S:

- *Seiri*
- *Seiton*

ROTINA PROFISSIONAL

- *Seiso*
- *Seiketsu*
- *Shitsuke*

As quais apresentam as seguintes definições:

- *Seiri* – **Utilização e descarte:** separar o que é util do que não tem nenhum valor para o trabalho. Tudo que for definido como sem utilidade deve ser descartado (jogado fora ou arquivado em um almoxarifado).
- *Seiton* – **Organização:** arrumar tudo, deixar as coisas arrumadas e em seus devidos lugares para que seja possível encontrá-las facilmente sempre que necessário. Colocar a arrumação na ordem de uso facilita o encontro do que precisa e evita o uso de produtos novos em vez dos mais antigos. É aconselhável rotular todos os produtos, pastas e utensílios, caso sejam passíveis de confusão.
- *Seiso* – **Limpeza:** o certo é manter tudo limpo. Retirar poeira, papéis velhos e dar atenção a todos os departamentos para priorizar a limpeza do local. Caso algum funcionário use algum objeto, deve guardá-lo no mesmo lugar; se sujá-lo, deve limpá-lo, ou seja, usou → guardou; sujou → limpou.
- *Seiketsu* – **Asseio:** cuidar da saúde pessoal. Manter-se limpo e ter atenção com roupas, cabelos e unhas, que devem estar sempre cuidados e limpos. Cuidar da saúde e ter uma vida saudável para evitar ficar com a aparência doente e cansada.
- *Shitsuke* – **Disciplina:** todos no ambiente de trabalho devem seguir a mesma linha de ação: ter disciplina com a organização, a limpeza e o asseio. Isso permitirá que os resultados sejam visualizados.

O programa 5S não é assim tão fácil, devendo e podendo ser ampliado de acordo com cada empresa e seus públicos. A finalidade é alcançar um ambiente organizado e limpo para que todos os trabalhos ali realizados sejam de qualidade.

Sua aplicação na Odontologia resume-se a:

SEIRI

Ação no consultório

- Tenha bom senso para identificar os materiais e recursos necessários para a realização das tarefas.
- Essa ação tem como objetivo descartar tudo o que não serve ao uso.
- Comece pela papelada; jogue fora tudo o que não tiver mais uso.
- Retire materiais velhos, sem uso, e descarte.
- Coloque em uso a quantidade adequada aos procedimentos, evitando desperdício de material.
- Atenção às tarefas; assim, o trabalho deve ser feito da maneira correta da primeira vez, evitando o desperdício de tempo com o retrabalho.

Benefícios do Seiri

- Liberação do espaço físico.
- Diminuição dos acidentes.
- Diminuição dos custos de manutenção.
- Reutilização dos recursos.
- Melhoria no ambiente de trabalho.

SEITON

Ação no consultório

- Organize a documentação necessária e crie pastas: contas pagas, contas a pagar, contabilidade, recebimentos futuros etc.

ROTINA PROFISSIONAL

- Seja racional quanto à parte administrativa do consultório, deixando sobre a mesa apenas documentos, a agenda e os pagamentos do dia. Outros deverão ser arquivados conforme as datas de uso. Organize as atividades do dia conforme a prioridade, definindo as ações da parte da manhã e as da tarde.
- Selecione os materiais de uso em cada procedimento que será realizado no dia e os coloque em ordem.
- Atenção ao estoque. Organize o material de uso diário. Arrume conforme a frequência de uso e etiquete tudo. Faça uma planilha de estoque e a atualize sempre. Não faz sentido ter de contar o material sempre que for fazer pedido às dentais.
- Informatize suas planilhas, fornecedores, pagamentos, recebimentos, estoques e clientes. Existem vários *softwares* com essa utilidade, ou você mesmo pode criar planilhas e pastas no computador com o auxílio do Excel e do Word.
- Ordene tudo para que o que for necessário possa ser utilizado com rapidez e segurança a fim de facilitar o fluxo de materiais e a informação das pessoas.

Benefícios do *Seiton*

- Objetividade.
- Produtividade.
- Redução de custos.
- Economia de tempo.

SEISO
Ação no consultório

- A limpeza deve ser constante: mobiliário, equipamentos, paredes, banheiros, portas e janelas.
- Atenção deve ser dada ao ar-condicionado e aos outros equipamentos que devem ter manutenção periódica. Caso algum

equipamento não funcione ou apresente ruídos estranhos, envie para o conserto imediatamente.

- Elimine manchas e poeiras de todos os lugares. Observe o consultório e os equipamentos, as cadeiras e os mochos. Assentos manchados, rasgados e descosturados devem ser limpos, estofados ou substituídos imediatamente.
- A mesma orientação serve para os uniformes: não use jalecos manchados, sem botão ou descosturados. Conserte ou troque de imediato.
- A limpeza precisa ser uma constante no consultório com materiais higienizados e esterilizados, o que é em si uma determinação da ANVISA.
- Cuidados com papéis amassados e copos descartáveis usados; tudo deve ser jogado no lixo.
- Não deixe nada espalhado pela recepção. Atenção aos odores dos sanitários; preocupe-se em esvaziar as lixeiras e colocar aromatizantes no banheiro.
- Toda a equipe do consultório deve estar comprometida com a limpeza.

Benefícios do *Seiso*

- Melhora do ambiente de trabalho.
- Aumento da autoestima.
- Maior durabilidade dos equipamentos.
- Detecção de defeitos ou falhas nos equipamentos.
- Bem-estar e conforto dos clientes.

SEIKETSU
Ação no consultório

- A equipe de trabalho e o dentista devem ter cuidado com sua higiene pessoal, preocupando-se com o bem-estar físico e mental e a alimentação correta.

ROTINA PROFISSIONAL

- Em muitas situações o dentista e a equipe deixam de almoçar para prestar atendimento a um número maior de clientes. Este é um erro que precisa ser evitado.
- A maior economia e o ganho principal é o cuidado com a saúde para que o profissional possa trabalhar em boas condições e evitar o absenteísmo por causa de mal-estar.

Benefícios do *Seiketsu*

- Melhora da qualidade de vida.
- Maior produtividade.
- Redução das faltas.
- Melhora dos relacionamentos.
- Aumento da autoestima.
- Melhora da imagem do consultório.

SHITSUKE
Ação no consultório

- Conscientização de todos na implantação do modelo do 5S e mudança dos hábitos que não estejam de acordo com a nova proposta de trabalho no consultório.
- Podem acontecer resistências à implantação desse novo modelo de trabalho, o que é natural quando se fala em mudanças.
- Para minimizar esses efeitos é aconselhável reunir o grupo de trabalho e apontar as melhorias propostas e que estas são direcionadas a toda a equipe, além do consultório e dos clientes.
- Esse modelo exige disciplina, participação e boa vontade de todos os envolvidos.

Benefícios do *Shitsuke*

- Melhora do relacionamento entre os colaboradores.
- Melhora da qualidade.

- Otimização do tempo.
- Maior participação dos funcionários.
- Motivação.
- Comprometimento.

A aplicação do modelo 5S* tem demonstrado, em diversos setores do mercado, resultados positivos em termos de produtividade, economia, organização e limpeza, sendo um dos motivadores para os processos de criatividade e participação.

Inúmeras empresas de portes variados têm se preocupado em adequar seus funcionários a esse modelo e conquistado um número maior de consumidores.

Em alguns consultórios de Odontologia presenciamos muitas situações em que a equipe auxiliar parece fazer um trabalho mecanizado. Não demonstra iniciativa para cumprir uma tarefa, acreditando que, se não é de sua responsabilidade, não deve fazer. Não se trata de uma regra geral, mas grande parte age assim.

O programa 5S tem como proposta a mudança desse paradigma, despertando no funcionário a responsabilidade pela realização de seus serviços e conscientizando-o de que seu trabalho pode ser feito com eficácia e eficiência.

Seja você o iniciador dessa mudança de hábitos e implantação de novas culturas e valores. Com sua atitude você pode ser um exemplo para toda a equipe.

O 5S estrutura e dinamiza o consultório de modo que isso venha a ser refletido nas relações com os clientes e com os fornecedores e gere benefícios no sentido de fidelização, economia e padronização dos processos para que predomine a qualidade.

Modelo de Qualidade 5 S extraído do livro Marketing na Odontologia – Estratégias para o Sucesso, *Marcia Nana – Medbook Editora.*

ROTINA PROFISSIONAL

A qualidade no consultório de Odontologia tem início na geração dos serviços, o que é da responsabilidade do dentista e da equipe. Por isso, a aplicação do modelo 5S orienta sobre a importância da otimização dos processos de trabalho, organização, reponsabilidade e disciplina.

O cliente percebe os resultados desse modelo a partir do serviço recebido, do atendimento, da objetividade, do ambiente limpo e organizado, do asseio do dentista e dos colaboradores e da estrutura do consultório.

A imagem passada ao cliente é transmitida ao mercado pelos diversos meios de comunicação, inclusive pelo "boca a boca", e confirmada no momento da utilização dos serviços, o que, somado à qualificação do dentista e aos resultados do tratamento, funciona como indicadores da qualidade.

10.4 DICAS DE ADMINISTRAÇÃO

Mesmo que não seja responsável pela administração do consultório, você é o responsável pela administração de seu trabalho que, com certeza, irá influenciar os resultados da administração geral.

Como visto no tópico referente ao Método de Qualidade 5S, a organização é a base de todo trabalho bem-feito e também de uma administração eficiente.

Administração significa gerenciamento, gestão. A gestão é um ramo das ciências humanas porque trata com grupos de pessoas, procurando manter a sinergia entre elas, a estrutura da empresa e os recursos existentes.

A gestão administrativa, além da técnica de administrar, utiliza-se ainda de outros ramos, como Direito, Contabilidade, Economia, Psicologia, Matemática e Estatística, Sociologia e Informática, entre outros.

93

No consultório é importante lembrar que:

- A clínica e/ou o consultório é uma empresa.
- Cabe à equipe de trabalho administrar a clínica para que todos os processos sejam funcionais e eficientes.
- A administração parte do princípio de que a equipe deve ter uma visão da clínica/consultório como um todo.
- O ASB e o TSB devem conhecer cada detalhe da clínica. Os ambientes internos e externos, a publicidade, os dentistas, as especialidades, os materiais utilizados, os valores cobrados, as formas de pagamento e as opções de agenda e de encaixe. Enfim, o conhecimento de todo o funcionamento da clínica facilitará a administração. Cada setor tem uma responsabilidade específica, mas isso não quer dizer que o funcionário de determinado setor não deva ter conhecimento dos outros setores, haja vista que um profissional completo é "o que tem múltiplos conhecimentos".

Uma gestão eficiente:

- Contribui para o crescimento do consultório e o desenvolvimento pessoal.
- Possibilita melhor comunicação entre a equipe e o dentista.
- Resulta em melhorias para os clientes.

A gestão eficiente parte da organização. Cada setor precisa ser organizado conforme suas atividades.

Aplique o primeiro e o segundo S do Método de Qualidade 5S:

- *Seiri (utilização e descarte)*
- *Seiton (cada coisa em seu lugar)*

A organização acontece aos poucos, e por isso tende a permanecer. Avalie e estruture suas necessidades e ações. Priorize as mudanças mais urgentes.

FOCO DA ORGANIZAÇÃO

A organização tem como foco a satisfação do cliente.

Anote o que é necessário para aumentar e garantir a satisfação. A responsabilidade é da equipe, pois o dentista está sempre muito atarefado, sem tempo para perceber o grau de satisfação do cliente.

A equipe atua observando as atitudes e as ações das pessoas e com isso tem ideia do que pode ser feito para contribuir para o bem-estar do cliente.

- A equipe contribui:
  - na organização com sugestões que serão priorizadas;
  - na harmonia criada entre os públicos;
  - nas soluções dos problemas;
  - nos resultados operacionais, administrativos e financeiros.

Cada um tem sua cota de participação e pode a cada dia investir mais com:

- Conhecimento.
- Ações.
- Atitudes.

A gestão eficiente trabalha com metas e objetivos, mas partindo dos números reais (por isso a importância de se ter o controle do faturamento diário da clínica).

DEVE-SE MELHORAR? QUANTO? EM QUE PRAZO?

Plano de ação

Construção de um planejamento que vai guiar a implantação das ações e determinar o que será feito, por quem e por quanto tempo.

- O que vai ser feito?
- Por quem?
- Quando?
- Em quanto tempo?
- Custo?

Tarefa	Responsável	Quando	Duração	Custo	Resultados
Ligar para clientes inativos	ASB	Mês seguinte	1 mês	Custo das ligações	Agendou 30% dos clientes
Enviar mala direta	ASB	Dez.	1º a 15/12	R$ 200	Alcance de 200 clientes. Retorno de 20% dos clientes
Organizar banco de dados	ASB e TSB	10 de setembro	1 dia	Nenhum	Resultados 100% das fichas organizadas

Avaliação dos resultados

Tão importante quanto a determinação do plano de ação é a avaliação periódica dos resultados apresentados. Em caso de necessidade, se alguma ação não apresentar resultados satisfatórios, pode e deve ser alterada, ou seja, trocada a ação que está sendo praticada.

- Reuniões periódicas.
- Resultados verificados.
- Satisfatórios ou não.
- Rever ações.
- Buscar novas ações.
- Novos canais e ferramentas.

A gestão eficiente de uma clínica odontológica é uma ação contínua que exige trabalho, responsabilidades, participação, iniciativa e comprometimento de todos:

- Tenha controle de todo o seu trabalho e de suas tarefas.
- Não adie o que pode ser resolvido no mesmo dia.
- Lembre-se de que bons resultados são frutos de esforço, atenção, responsabilidade e trabalho.

A Internet e o ASB e o TSB

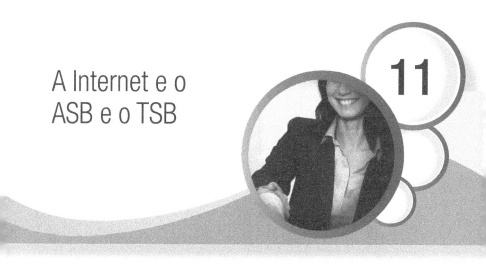

A internet modificou completamente o mercado de trabalho. O que antes demorava dias, semanas ou meses para ser solucionado passou a ser resolvido no mesmo dia, na mesma hora. Não existem barreiras para se chegar a um cliente ou um fornecedor, tampouco barreiras que impeçam o cliente de chegar até a clínica. Mas, o que a internet pode fazer pelo atendimento?

A internet surge no mercado de atendimento como um facilitador da relação "cliente × empresa" e cumpre o mesmo papel nos consultórios e clínicas odontológicas. No entanto, tenha muito cuidado com a qualidade do atendimento via internet, pode ser por *chat*, *e-mail* ou redes sociais. Lembremos dos pontos básicos vistos no início do livro:

- O cliente quer ser bem tratado.
- Deseja receber atenção e ter sua solicitação atendida.
- Isso inclui simpatia, cordialidade e pontualidade.

AO RESPONDER OS *E-MAILS* DA CLÍNICA, TENHA ATENÇÃO EM RELAÇÃO A:
- Grafia, tratamento (use Prezado Sr. etc.).
- Objetividade da resposta e identificação do autor do *e-mail*.

Segue um exemplo de *e-mail*:

Prezado Sr. Carlos José,
Em resposta à solicitação para marcação de consulta, informo que a mesma está agendada para o dia 10 de novembro de 2017, às 14 horas.
Qualquer dúvida, estou à sua disposição.
ATT
Ana Rita
Atendimento, Clínica Dr. Luis José.
Tel: (21) 2222-2222

Nas conversas via *chat* ou nas redes sociais, a formalidade no tratamento direcionado aos clientes também é de grande importância. Use a internet como uma aliada ao atendimento de qualidade. Outro ponto relacionado à internet e que tem sido tema de grandes discussões nos consultórios refere-se às mídias sociais.

FACEBOOK/TWITTER/WHATSAPP E OUTROS

O que essas mídias têm que despertam tanto o interesse das pessoas? Rapidez nas informações, fotos de amigos e comunicação direta. Sim, certamente essas mídias estão no topo das prioridades de qualquer usuário e fazem parte da rotina de todas as pessoas.

Algumas frases são muito interessantes:

* "Se você não está no Facebook, você não existe."
* "Se você tirar os olhos do celular e levantar a cabeça, verá pássaros, pessoas etc."

Realmente essas mídias têm o poder de levar e trazer informações mais rápidas e a um custo mais baixo. Não vejo nada de mau em ser usuário do *Facebook*, do *Twitter* e do *WhatsApp*. Também sou. O grande problema é que essas ferramentas estão atrapalhando o trabalho no consultório. Em vez de atender à solicitação do dentista, ou acompanhar um procedimento, o profissional está conectado e com os olhos fixados no *smartphone*. Já testemunhei situações em que auxiliares pediam um minuto ao cliente e respondiam primeiro ao *WhatsApp* da amiga em lugar de prestar o atendimento.

No horário comercial vejo no *Facebook* postagens como:

- "Ah, que sono neste consultório."
- "Não vejo a hora de ir embora."
- "Que dentista chato."
- "Caramba, ninguém merece; mais um cliente."

E isso é certo? Essas postagens correspondem às expectativas que temos de um profissional competente?

Evidentemente que não. Em primeiro lugar, cabe lembrar que no horário comercial você tem de estar focado no trabalho e não conectado ao celular. Em segundo lugar, esses tipos de comentário identificam você como um profissional desinteressado. E não pense que o dentista, o gerente, o administrador da clínica não veem. Todos veem.

Eu vejo e fico muito chateada, e depois recebo contatos com os seguintes dizeres:

- "Professora, estou desempregada."
- "Preciso trabalhar."
- "Não consigo fazer todas as tarefas no consultório."
- "Não sei por que fui demitida."
- "Não consigo entender por que não consigo um emprego."

VAMOS AOS FATOS

As mídias sociais são importantes sim, e você pode usá-las desde que não seja em seu trabalho e para tratar de assuntos particulares. As mídias sociais (*Facebook*, *WhatsApp*) devem ser utilizadas para o consultório.

O consultório ou a clínica pode e deve ter uma página no *Facebook*, onde são colocadas fotos do consultório e informações sobre as especialidades disponíveis. O cliente pode interagir, marcando consultas, alterando o dia e o horário ou indicando para outros amigos.

O *WhatsApp* pode e deve ser usado no consultório para lembrar aos clientes as datas e os horários das consultas e para fornecer informações e dicas sobre saúde bucal, mudanças nos horários, alterações de dias, novas especialidades etc., ou seja, no ambiente de trabalho use as mídias sociais do consultório para ações relacionadas com o consultório.

Sua página no *Facebook* e seu *smartphone* para acesso ao *WhatsApp* só devem ser usados após o expediente ou no horário do almoço. Esta é uma regra de bom senso profissional.

Outra observação diz respeito à sua página no *Facebook*, a que você acessa nos intervalos do almoço ou em casa. Nunca poste fotos ou comentários que possam passar uma imagem negativa a seu respeito, ou seja, fotos exageradas e comentários inapropriados, preconceituosos e com palavras de baixo nível.

Preste atenção, pois sua imagem integra a imagem do consultório como um todo e todas as suas ações são relacionadas com o consultório. Por isso, tenha cautela.

Atualização Constante

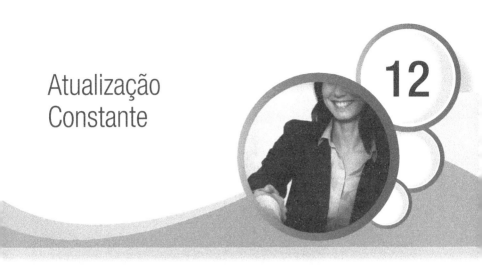

A atualização constante oferece múltiplos benefícios aos funcionários e aos gestores da clínica, uma vez que um profissional que tem a preocupação de estar sempre renovando e ampliando seus conhecimentos contribuirá de maneira positiva para o bom funcionamento dos trabalhos.

- Como forma de ampliar seu conhecimento, sugiro:
  - Desenvolver novas habilidades para facilitar a rotina.
  - Melhorar a maneira de atendimento.
  - Organizar o tempo para a realização das tarefas.
  - Aprender novas técnicas que surgem no mercado em relação às profissões de ASB e TSB.
  - Utilizar os conhecimentos aprendidos para satisfazer os públicos envolvidos.
  - Aplicar métodos que facilitem o trabalho e aumentem a produtividade.

Aconselho todos os profissionais a investirem na leitura de artigos relacionados com seu trabalho. Também é importante conhecer o segmento da Odontologia e manter-se informado sobre o que acontece no mercado.

Enfim, o conhecimento soma na carreira de cada pessoa e auxilia seu desenvolvimento profissional e pessoal.

Participe de congressos, encontros, *meetings* e seminários. Existem vários específicos da área de ASB e TSB, como:

- ENAT – Encontro Nacional de ASB e TSB.
- ENRAT – Encontro Regional de ASB e TSB.
- CIATESB – Congresso Internacional de ASB e TSB.

Todos esses eventos se propõem a oferecer aos auxiliares e técnicos atualizações e conhecimentos sobre o mercado.

Faça cursos de extensão, aperfeiçoamento, idiomas e informática.

Esteja sempre ampliando seu conhecimento e a forma de saber.

Nunca podemos negligenciar a oportunidade de aprender.

Leia as revistas e visite os *sites* relacionados com a Odontologia, como os do Conselho Federal de Odontologia (CFO) e da Associação Brasileira de Odontologia (ABO), entre outros.

É importante saber um pouco de tudo. Esteja sempre lendo jornais, seja informado do que acontece no mundo, afinal ser um profissional completo é ser uma pessoa que sabe conversar sobre todos os assuntos.

Vale lembrar que várias etapas e metas são necessárias para que seja alcançado o grau completo de profissionalismo, como:

- Desenvolva suas competências.
- Estabeleça um bom relacionamento interpessoal.
- Saiba trabalhar em equipe.
- Respeite a hierarquia do ambiente de trabalho.
- Fique longe de discussões, brigas, fofocas etc.

ATUALIZAÇÃO CONSTANTE

- Lembre-se de que todo profissional tem direitos, mas também deveres.
- Lembre-se de que se mostrar competente não é somente uma questão de dizer "sou competente", mas agir como profissional competente.
- Assuma uma postura construtiva e proativa na execução de seu trabalho com ética, respeito e, acima de tudo, lembrando sempre que estamos lidando com seres humanos e, por isso, devemos sempre agir com humanidade.
- Analise seu desenvolvimento e relacionamento no trabalho.
- Seja sincero – todos temos qualidades, mas também defeitos.
- Avalie se seu modo de agir, falar e até mesmo se seus gestos estão de acordo com as expectativas de seus clientes e superiores.
- Se detectar que existe necessidade de mudança, melhoria e renovação, mude.

Melhore um pouco por dia, todos os dias!

Inovar é Preciso

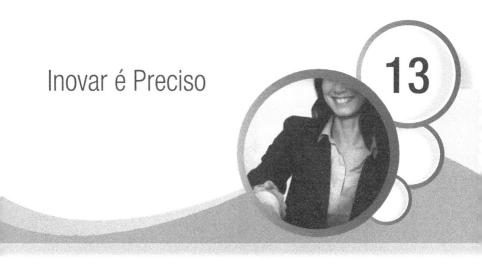

Inove no dia a dia de seu trabalho. Busque sempre melhorias que facilitarão a realização de suas tarefas e ampliarão os resultados alcançados no consultório.

Pode um ASB ou TSB inovar em suas tarefas? Sim, caso contrário permanecerá na rotina, às vezes cansativa e, o que é pior, improdutiva.

Drucker (1975) afirma que

> Nunca podemos negligenciar a oportunidade de aprender.

> Inovação é uma mudança no meio ambiente econômico ou social, uma mudança no comportamento das pessoas...

É neste ponto que toca a inovação para os auxiliares e técnicos: assumir um comportamento proativo que busque melhorias em todos os processos, visando à redução dos custos, de tarefas repetitivas, conflitos desnecessários e outros resultados nada favoráveis e que são frutos dos erros cometidos diariamente.

Como assim? Vamos aos detalhes:

- **Organização da recepção:** você percebe que uma das principais reclamações dos clientes tem relação com a disposição das cadeiras na recepção. Muito juntas, não permitindo a locomoção perfeita das pessoas.
    - *Solução* – reorganizar a arrumação. Então faça.
- **Temperatura ambiente:** ar-condicionado sempre em baixa temperatura, o que incomoda os clientes.
    - *Solução:* aumente a temperatura (em vez de ficar criticando o tempo todo:"O ar aqui é muito gelado").
- **Som da televisão muito baixo/ou muito alto.**
    - *Solução:* coloque as legendas.
- **Atrasos na consulta.**
    - *Solução:* organize a agenda de acordo com o horário de chegada do dentista.
- **Arrumação do consultório:** o dentista reclama do atraso na arrumação das bandejas.
    - *Solução:* arrume as bandejas no dia anterior de acordo com cada procedimento.
- **O dentista reclama das lixeiras sujas.**
    - *Solução:* limpe todo o consultório antes de ir embora.
- **O dentista reclama quando o cliente falta à consulta.**
    - *Solução:* ligue ou envie um WhatsApp no dia anterior, confirmando a consulta com o cliente.
- **O cliente reclama por ir à consulta e a prótese não estar pronta.**
    - *Solução:* ligue para o protético um dia antes e confirme a entrega; caso não seja possível, ligue para o cliente e transfira a consulta.

Inovar é sinônimo de participação, de busca de soluções, de melhorias. Tudo isso tem por objetivo proporcionar aos clientes um atendimento mais eficiente. No lugar de reclamações vão surgir elogios pela excelência dos serviços.

Inove em suas atitudes perante o cliente, seus colegas de trabalho e os dentistas. Seja mais gentil com aqueles que precisam de mais atenção, mais ágil com os de perfil apressado e mais harmonioso na solução dos conflitos.

INOVE

Tenha uma visão holística do consultório. Para um bom funcionamento, conheça cada detalhe como um todo. Já parou para pensar?

* *"Quais os processos necessários para que aumentar a produtividade?"*
* *"Como você, ASB ou TSB, pode colaborar para a obtenção de melhores resultados?"*

Você pode achar que *"Ah, não! Isso dá muito trabalho!"* Brincadeira? Não.

Muitos pensam dessa forma e, por consequência, continuam na mesma posição, sempre reclamando, colocando a culpa nos outros e se sentindo como vítimas da sociedade.

Walt Disney enfatizava:

Para começar, pare de falar e comece a fazer.

Não fique lastimando que o dinheiro é pouco. Economize, planeje, aprenda a viver com seus rendimentos. E reinvente em seu trabalho, gerando mais renda para o consultório. Como?

* Aumentando o número de clientes, ligando para os inativos.
* Contatando os orçamentos não fechados.
* Fidelizando os clientes com bom atendimento e cordialidade.

- Reduzindo os custos desnecessários e o excesso de gastos com material, luz, telefone e papel.
- Negociando com os inadimplentes.

Isso promove a redução nos gastos e o consequente aumento do lucro.

Com certeza, o dentista poderá observar suas habilidades para realizar essas tarefas em benefício do consultório e bonificar suas ações.

No início deste livro deixei claro que quando o dentista contrata um auxiliar ou técnico ele busca soluções e investe no salário, na insalubridade, no transporte, nos uniformes etc., apesar do gasto altíssimo com impostos e taxas, entre outros.

Quando o dentista percebe que o funcionário produz bons resultados, é comprometido, participativo e cria soluções para o consultório, evidentemente ele reconhece essas ações.

Mas, atenção! Esse resultado deve ser bom em sua totalidade, ou seja, não adianta o auxiliar ou técnico ser ótimo em sua assiduidade, pontualidade e execução das tarefas técnicas se não sabe se relacionar com o público, ser simpático, cordial e trabalhar em equipe.

Inovação é adotar atitudes que somem para o diferencial, o "algo mais" tão desejado pelo dentista e que você precisa ter.

Gestores e recrutadores do mercado são unânimes em afirmar que "o comportamento e as atitudes de um funcionário são tão importantes como seus conhecimentos e habilidades técnicas".

E oferecem algumas dicas sobre como construir esse diferencial:

- Ter capacidade de reflexão e compreensão.
- Ter senso colaborativo.
- Agir rapidamente, mesmo em imprevistos.
- Ter autodeterminação.

INOVAR É PRECISO

- Agir da maneira correta e não ficar esperando ordens.
- Ter ótima expressão oral e escrita.
- Saber analisar e processar as informações.
- Aperfeiçoar o desempenho profissional.
- Ter valores e princípios comuns à filosofia da empresa (consultório).
- Adequar-se naturalmente a novas situações e ambientes.
- Ser criativo e inovador.

Tudo o que você almeja em sua carreira como ASB e TSB dependerá apenas de dar o primeiro passo. E isso não significa dizer que você é um profissional completo, é realmente ser este profissional, o que pode ser comprovado nas ações do dia a dia, em sua postura, reações a críticas, saber trabalhar sobre pressão, em solucionar problemas, amenizar conflitos, enfim, tudo o que for necessário para a construção de um trabalho de excelência.

Não pense que agindo desse modo você estará beneficiando apenas a clínica ou o consultório. Você vai beneficiar principalmente a si próprio. Esta é uma ação de autocapacitação, desenvolvimento de habilidades que irão melhorar seu desempenho, e fará de você um profissional tão almejado pelo mercado. Afinal, suas atitudes determinam seu sucesso profissional.

QUEBRA DE PARADIGMAS

Um dos problemas que tenho identificado no momento de contratação de um ASB e TSB pelos dentistas é que estes preferem contratar pessoas que não tenham experiência em outros consultórios ou clínicas. Existe grande resistência entre os dentistas, mesmo que os candidatos tenham vasta experiência profissional na área. Isso se deve ao fato, de acordo com os próprios dentistas, de esses funcionários trazerem vícios e paradigmas de outros locais, o que impede sua adaptação ao novo local de trabalho.

109

Tenho constatado isso quando escuto frases como:

* "Ih, no consultório do Dr. Fulano não era assim."
* "A Dra.Tal agia de outra maneira."
* "Não vai dar certo. No meu antigo trabalho era diferente."

Essa atitude de seguir com modelos de trabalho anteriores realmente impede que o auxiliar ou técnico veja com bons olhos o funcionamento do novo local de trabalho e desenvolva suas tarefas com empenho e dedicação, o que exemplifica o paradigma de que somente o consultório anterior era o correto.

Quando nos deparamos com essa situação, certamente verificamos que o profissional não se comprometerá com o novo dentista, pois sempre estará presente em sua mente que "no anterior era melhor, no antigo funcionava assim" etc.

Entretanto, paradigmas são modelos, e modelos servem como exemplos, mas não como padrões únicos de eficiência.

As experiências anteriores devem ser aproveitadas e reavaliadas. Guarde os bons ensinamentos e aprenda com os erros para não repeti-los.

O novo emprego deve ser visto como um desafio. Sim, cada consultório ou clínica odontológica tem uma maneira diferenciada de ser administrada e você deve adaptar-se a essa nova gestão.

Mesmo que algumas funções do novo emprego sejam consideradas inferiores às do anterior, você pode opinar, nos momentos certos sugerir alguma mudança, mas nunca ficar todo o tempo comparando. Paradigmas mudam com a evolução dos tempos, com os cenários, os perfis do dentista e dos clientes e com a localização do consultório.

Enfim, é necessário eliminar os chamados vícios do emprego anterior e romper com esses paradigmas, deixando sua mente aberta para o novo.

INOVAR É PRECISO

Como exemplo de quebra de paradigmas vale lembrar de um grande cientista do século XX:

> Einstein é reconhecido como um dos precursores da quebra de paradigmas. Sua publicação "Teoria da Relatividade" provocou modificações significativas na forma anterior de pensar sobre conceitos tradicionais da Física, como o espaço e o tempo, que passaram inclusive a ser concebidos em uma nova expressão – "espaço-tempo".

Se Einstein foi capaz de ir além do que era preestabelecido na Física e provocar a mudança de conceitos antes nunca superados, por que não podemos ter uma visão transformadora sobre os padrões concebidos em nossos trabalhos? Com a quebra de paradigmas transpomos obstáculos em nossa vida profissional. Passamos a enxergar o lado bom do trabalho, confiar nos gestores e acreditar nos resultados positivos. Conseguimos inclusive desenvolver habilidades que antes não conhecíamos.

Alguns paradigmas podem ser valiosos, se usados com moderação, mas antes de tudo temos de avaliar quando e onde determinados padrões serão bem-sucedidos.

O mais sensato para um auxiliar ou técnico de saúde bucal é saber dosar todas as suas práticas dentro do ambiente de trabalho com bom senso, respeito e ética.

Não sejamos tolos por não aceitar mudanças e desafios, pois são eles que engrandecem nosso trabalho. Em vez de pensar "sempre foi feito assim, não entendo por que mudar!", pense "vamos experimentar o novo e observar o resultados que com certeza serão positivos".

A Odontologia tem passado por muitas quebras de paradigmas. Você pode observar que o dentista para o qual trabalha tem continuamente aprimorado seus conhecimentos e técnicas para acompanhar o desenvolvimento científico: compra novos aparelhos, participa de cursos, congressos, especializações e outros com o objetivo de aprender novas técnicas que o mercado pede e necessita, e o auxiliar e o técnico fazem parte desse universo.

É preciso quebrar regras ultrapassadas, ter ousadia para fazer o novo, conviver com novos gestores, novos públicos, novas formas de atuar e conquistar conhecimento, relacionamentos e, acima de tudo, adquirir novos saberes.

Alice & o Mundo do Trabalho

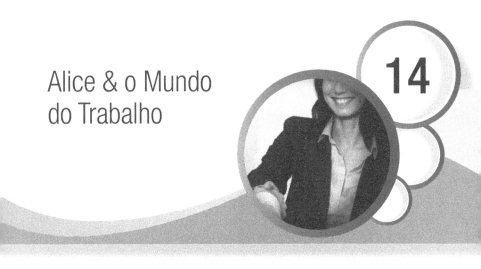

Se nossa vida pudesse ser comparada ao mundo de *Alice no País das Maravilhas,* tudo seria uma eterna magia. Alguns gestores têm comparado as situações vividas por Alice em seu passeio mágico com as situações e atitudes experimentadas no mundo corporativo.

Alice deparou-se com diversas situações em seu mundo imaginário e conseguiu em cada uma delas aprender o que pode e o que não pode ser feito, como transformar o medo e, acima de tudo, como crescer para lidar com a adversidade.

Se o consultório onde você, auxiliar ou técnico, trabalha não pode ser comparado a um país das maravilhas, não tem problema, porque o que precisa ser transformado é você, sua forma de ver seu trabalho e sua postura.

Escrito em 1865 por Lewis Carroll, *Alice no País das Maravilhas* tem muito a nos ensinar sobre o mundo corporativo, e pasme, são dicas de precioso valor.

– É preciso correr muito para ficar no mesmo lugar. Se você quer chegar a outro lugar, corra duas vezes mais.

Lewis Carroll

Você concluiu o curso de ASB ou TSB? Ótimo, mas e agora? Com certeza ninguém vai bater à sua porta oferecendo emprego. Você terá de buscar uma oportunidade. E pode estar certo de que participará de inúmeros processos seletivos até ser admitido em um local. Além disso, tenha certeza de que nem sempre (existem exceções) o primeiro emprego será aquele que proporcionará estabilidade à sua carreira.

- Podes dizer-me, por favor,que caminho devo seguir?
- Isso depende muito de para onde queres ir – respondeu o gato.
- Preocupa-me pouco aonde ir– disse Alice.
- Nesse caso, pouco importa o caminho que sigas – replicou o gato.

Lewis Carroll

Se você não tem planejamento, uma direção, uma meta em sua vida profissional, não importa o que vai fazer. Suas ações se tornam irrelevantes quando você não tem um objetivo. E você não pode levar sua vida assim, de qualquer jeito, sem rumo, sem sonhos e sem foco.

Muito pelo contrário, precisa ter um alvo a ser alcançado. Planejar, saber aonde quer chegar. Assim poderá definir quais os caminhos seguir.

- Ah, minha querida! Que isto lhe sirva de lição: nunca perca a sua calma!

Lewis Carroll

Controle emocional, independente da situação. Perder a calma traz vários prejuízos. Você pode acabar perdendo a razão, além de não ver a situação com clareza.

- Não posso voltar para ontem porque lá eu era uma outra pessoa.

Lewis Carroll

É incrível como mudamos de um dia para outro, tanto na esfera profissional como na pessoal. Evoluímos na forma de conviver, aprender e conhecer, e isso é muito bom, porque nosso conceito e visão sobre certos aspectos no trabalho não são imutáveis, o que torna possível melhorar a prestação de serviços.

"Entenda os seus medos, mas jamais deixe que eles sufoquem os seus sonhos."
Lewis Carroll

Como podemos lidar com o medo no consultório? O medo de errar, de falar algo que não será bem recebido pelo cliente, pelo dentista.

O medo é o pior inimigo no ambiente de trabalho. Mas, ao mesmo tempo, é normal e precisa ser tratado. Como tratar o medo? Enfrentando-o.

É simples. Seja extremamente profissional, responsável e ético em seu trabalho e aos poucos você verá que sua autoconfiança vai aumentando. Você, ASB e TSB, não precisa ter medo de conversar com o dentista e precisa saber o momento certo da conversa e tratá-lo com respeito, mas sem medo.

Alice: Chapeleiro, você me acha louca?
Chapeleiro: Louca, louquinha! Mas vou te contar um segredo: as melhores pessoas são loucas.
Lewis Carroll

Seja louco pela sua profissão, pelo seu trabalho. Ame de paixão a Odontologia, seus clientes, colaboradores e dentistas. Os melhores resultados são conseguidos por aqueles que são loucos pelo trabalho que fazem, porque vencem barreiras e obstáculos.

A única forma de chegar ao impossível é acreditar que é possível.
Lewis Carroll

Nunca diga que não é capaz de realizar determinada tarefa na clínica ou consultório. Sabe por quê? Porque você pode realizar.

Acredite que quando determinamos em nossa mente que vamos fazer algo realmente conseguimos. Nada é inalcançável. Tudo pode ser feito quando focamos nossos esforços em aprender. Todos os auxiliares e técnicos de saúde bucal têm condições de exercer suas funções dentro do mais alto padrão de excelência.

Alice: Quanto tempo dura o eterno?
Coelho: Às vezes apenas um segundo.

Lewis Carroll

Não deixe suas ações para depois, pare de procrastinar em sua vida dizendo:

- "Quando puder, vou estudar mais."
- "Na próxima semana vou organizar a recepção."
- "Ano que vem farei um curso de TSB."

Pare de adiar, delongar. O eterno pode ser apenas este momento, e você não sabe se no futuro irá sentir falta das ações que deixou de realizar. Então se dedique a agir agora. Não deixe para depois a decisão de aprimorar seu desempenho no trabalho. Lembre-se: você é avaliado constantemente pelo dentista, pelo cliente e pelo mercado.

Oportunidades surgem a todo o momento, mas é necessário que você esteja pronto para segurar uma nova vaga de emprego ou uma promoção.

Imagine que em uma clínica trabalha um ASB e de repente seus chefes decidem abrir outra filial ou ampliar as instalações e convidam esse funcionário para exercer a função de TSB e ele, por adiar seus estudos, não fez o curso de TSB. O que irá acontecer? Outro profissional será contratado, e ele continuará na mesma posição ou será dispensado.

Procrastinar suas tarefas, adiar suas responsabilidades ("deixa para amanhã, depois faço") contam de maneira negativa em sua avaliação. Caso ocorra uma substituição profissional, você certamente será demitido, pois o consultório necessita que as tarefas sejam realizadas dentro dos prazos estabelecidos e não de excessos de desculpas, que serão fatais para seu emprego.

Por fim, aproveite e leia *Alice no País das Maravilhas*, mas com um olhar diferenciado. Leia para entender como podem ser melhoradas as rotinas no consultório. Tudo aquilo que venha somar nas resoluções dos problemas, no aumento da qualidade e na maior produtividade do consultório deve ser bem recebido e multiplicado entre a equipe de trabalho.

Enfim, a Excelência

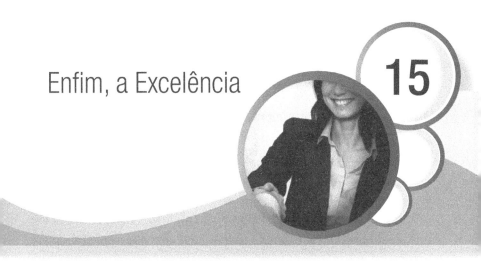

Excelência é definida no dicionário como superioridade ou o estado de ser bom no mais alto grau. Na visão do filósofo Aristóteles, a excelência não é um feito, mas um hábito.

A área de gestão compreende a excelência como um conjunto de valores e princípios utilizados por uma organização. Para as equipes de atendimento ao cliente excelência é o maior diferencial competitivo no mercado.

Para os ASB e TSB a excelência consiste em eficiência no uso dos recursos, compromissos focados na qualidade e garantia de um ambiente seguro para os profissionais e clientes. A excelência é um processo infinito; nunca é possível afirmar que estamos no topo da excelência, mas que estamos buscando a cada dia maior grau de excelência.

Todos os tópicos apresentados nos capítulos anteriores são importantes na formação da excelência profissional: o conhecimento técnico, a motivação, os relacionamentos, a organização do consultório, a inovação, todos ajudam a compor sua postura, sua imagem e influenciar seus resultados.

Não pense que por ser um ótimo profissional um pequeno deslize com um cliente não irá afetar seu trabalho; muito pelo contrário, os pequenos acontecimentos podem pesar e muito em sua eficácia. Por isso, nunca deixe de resolver um mal-entendido junto a um cliente, dentista ou colega de trabalho.

O pior que pode acontecer na vida de um profissional é as pessoas começarem a apontar seus possíveis erros. Pode ser o início de uma "bola de neve", que depois ficará muito difícil de ser modificada. Ter excelência é também saber lidar com esses constrangimentos, com as críticas negativas, e sempre sair de cabeça erguida de qualquer situação.

Quando um auxiliar ou técnico tem total responsabilidade por suas tarefas e consciência do trabalho bem-feito, ele não se deixa abalar por possíveis conflitos e ruídos que ocasionalmente possam surgir, mas ele também não pode ignorar esses conflitos, devendo resolvê-los de modo a esclarecer todos os fatos. Em caso de erros cometidos, a melhor postura é pedir desculpas.

Somos bons, mas podemos ser melhores.

Este, sem dúvida, é o primeiro pensamento das pessoas que buscam a excelência.

Você faz parte de todos os processos no consultório e não pense que é responsável apenas por suas tarefas. Caso a produtividade do consultório ande em baixa, você também é responsável.

Aja em vez de pensar "mas eu faço todas as minhas tarefas direitinho". Você pode até cumprir todas as suas tarefas com o empenho máximo, mas se o número de clientes diminuiu é porque alguma coisa não está certa. Então, vamos buscar o erro, o que precisa ser melhorado, onde o foco deve ser mais forte.

ISSO É EXCELÊNCIA!

Participação e envolvimento na rotina da clínica ou consultório são itens essenciais para o profissional. É possível que o ASB ou o TSB veja de maneira mais clara a solução de um possível problema. Então, não fique acomodado.

A busca da excelência é também movimento constante.

Você deve buscar excelência (ser o melhor), mas cuidado: seja o melhor sem se sentir melhor do que as outras pessoas. Sabe por quê? Porque ninguém é melhor do que ninguém (os outros.)

SEJA HUMILDE. ISSO TAMBÉM É EXCELÊNCIA.

Aprenda com as outras pessoas. Todos têm sempre algo a ensinar. Tenha prazer em ensinar aos colegas o que sabe. Transferir conhecimento é uma das características mais nobres do ser humano.

Saiba que a excelência é construída constantemente e que todos os seus saberes podem ser ampliados. Não trabalhe para alcançar o sucesso. Trabalhe para alcançar a excelência, pois o sucesso é o resultado do trabalho realizado com excelência.

O profissional de ASB e TSB tem duas opções no mercado de trabalho:

- *Primeiro:* ou ele é um bom funcionário e se mantém empregado no consultório.
- *Segundo:* ou ele é o ASB ou o TSB que o mercado deseja.

Para se tornar o profissional que o mercado deseja é preciso agregar valores a seu currículo, o que envolve todos os seus conhecimentos, suas habilidades e se você é agregador, facilitador e solucionador.

Para o novo profissional que está iniciando a carreira de auxiliar ou técnico deixo a seguinte mensagem:

Comece com humildade, observando o trabalho de outros profissionais da área, aprendendo a cada dia, ouse na medida certa, tenha responsabilidades, faça suas tarefas com foco e atenção, tenha ética e respeito por todos os públicos, respeite a hierarquia, surpreenda, faça sempre melhor do que no dia anterior e aceite desafios.

E para aquele que já está atuando na área fica a dica:

Renove-se constantemente. Não importa há quanto tempo você está na função de ASB ou TSB, o que tem importância é que seu trabalho representa um valor fundamental para o sucesso do consultório ou da clínica. Acredite no seu potencial e na sua capacidade de melhoria contínua.

As últimas décadas foram de extrema importância para o mundo do trabalho. Mudaram comportamentos, regras, avaliações e o perfil do profissional de excelência. Antes bastava saber como deveriam ser executadas as tarefas do consultório. Hoje, o que importa é muito mais amplo: o profissional que deseja ser bem-sucedido e se manter empregado precisa desenvolver novos conhecimentos, habilidades de relacionamento, ter autoconfiança, agilidade e eficiência e, acima de tudo, acompanhar as mudanças no mercado.

Não basta saber manusear os instrumentais, esterilizar e arrumar as bandejas; é preciso ir muito além; é necessário ser completo em todas as áreas, ter conhecimento de informática e línguas estrangeiras, saber se apresentar, resolver problemas e ter uma visão geral do que acontece no ambiente de trabalho.

A busca pela excelência profissional não termina aqui. Muito pelo contrário, este livro representa apenas o início do que pode e deve ser feito para que suas ações e atitudes no trabalho sejam aprimoradas a cada dia e aperfeiçoadas de acordo com as necessidades surgidas nos consultórios. Excelência é ir muito mais além, e tenho

ENFIM, A EXCELÊNCIA

certeza da capacidade de cada ASB e TSB para construir seu desenvolvimento profissional.

O que importa é ser sempre melhor em todos os aspectos, manter-se atento às evoluções do mercado e acompanhar cada inovação, participando, crescendo e somando a esse tão belo segmento – a Odontologia.

Ser um ASB e TSB de excelência é ajudar a construir sorrisos com profissionalismo, ética e empenho.

Como se Comportar em uma Entrevista de Emprego

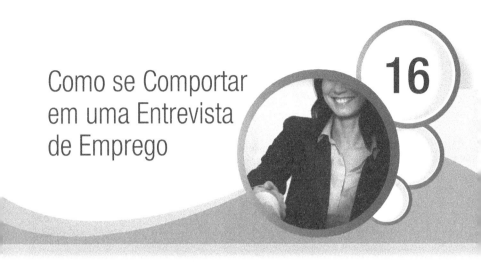

É muito importante para o profissional ASB e TSB saber como deve se comportar em uma entrevista de emprego. Esse momento deve ser preparado com muito cuidado, pois qualquer deslize poderá ser fatal e levar à não contratação.

É óbvio que o dentista deseja contratar um profissional que tenha conhecimento técnico e em algumas situações a experiência pode ser um fator positivo. Mas, muita atenção: atitudes erradas ou a falta de atitude podem prejudicar e muito os candidatos. Por exemplo, um grande erro ocorre quando se pergunta ao candidato "qual o seu maior defeito" e este fica quieto ou responde que não tem defeitos. Esse é um grande erro, demonstrando que o candidato acredita que não precisa melhorar. Tolice! Todos nós melhoramos a cada dia. Quando um profissional reconhece isso, ponto para ele. Demonstra que tem humildade e que pode aprender sempre.

Ter foco, demonstrar interesse no trabalho e apresentar-se motivado com a proposta são itens essenciais na entrevista. Outro ponto que merece total atenção é "o que vestir para a entrevista de emprego?". Lembre-se: a entrevista é seu cartão de apresentação. A primeira impressão é muito importante. Nem sempre temos uma segunda chance de causar uma boa impressão. Por isso, cuidar da imagem é essencial. O que é certo:

- Roupas clássicas, calças sociais, camisas, blazer.
- Cores neutras, como preto, branco, marrom ou bege.
- Sapatos fechados, de preferência de cor escura e sem salto ou com salto médio.
- Maquiagem leve, *nude*, ou seja, básica, de cores claras e sem excesso.

Atenção! Cuidado com os decotes e o comprimento de saias e vestidos.

- Unhas aparadas, limpas e de cores claras.
- Cabelos limpos e, de preferência, presos.
- Use o mínimo de bijuterias.
- Evite perfumes fortes.

Vestir-se adequadamente é um dos primeiros itens que merecem atenção na entrevista, mas não é o suficiente. Demonstre motivação com a nova proposta de trabalho e entusiasmo em iniciar um novo desafio, com alegria e sem obstáculos para cumprir sua jornada.

Criar desculpas como morar longe e alegar que não pode trabalhar no período integral nem aos sábados pode prejudicar muito a futura contratação do candidato.

Seja pontual; chegar atrasado à entrevista criará uma imagem negativa. Não falte à entrevista. Compareça.

Lembre-se de que, quando vai contratar um ASB ou TSB, o dentista tem em mente uma pessoa que traga soluções para a rotina do consultório. Então, seja essa pessoa.

Tenha foco e atenção no momento da entrevista. Demonstre empatia, segurança e controle próprio. Responda as perguntas com objetividade.

16.1 EXEMPLOS DE PERGUNTAS QUE SEMPRE SURGEM NA ENTREVISTA

Como é sua personalidade?

O que você vai responder?

"Ah, sou nervosa, ansiosa e muito insegura em certas situações."

NÃO! Responda que tem uma personalidade tranquila, que sabe separar bem os problemas pessoais dos profissionais.

Quais são seus objetivos?

Responda: "Construir uma carreira sólida que proporcione crescimento profissional."

Você é capaz de trabalhar sob pressão?

Responda: "Sim, consigo lidar com pressões de dias mais agitados e movimentados no consultório."

O que você procura nesse emprego?

Responda: "Oportunidade de colocar em prática meu conhecimento."

O que você acha de seu chefe anterior?

Não fale mal nem critique. Mesmo que você não tenha tido um relacionamento fácil com o chefe anterior, diga que ele é um dentista muito competente.

Por que você saiu do emprego anterior?

Responda: "Para buscar novas oportunidades e experiências."

Por que você foi demitida (caso tenha sido)?

Responda: "Porque o consultório estava passando por reformulações e algumas coisas foram modificadas. Redução de pessoal."

NUNCA DIGA: "Foi injusto eu ter sido demitida."

O que você sente dificuldade para realizar?

Responda:"Não sinto dificuldades, mas nas tarefas que necessitam de auxílio eu busco auxílio para a solução junto à equipe."

O que você gostaria de mudar em sua carreira?

Responda: "Não gostaria de modificar nada, apenas fazer melhorias para acompanhar o desenvolvimento do mercado odontológico."

O que você acha da Odontologia?

Responda: "Gosto muito da Odontologia por oferecer aos clientes um sorriso bonito, sem dor e com todas as novidades do mercado. Eles podem alinhar os dentes, melhorar a dicção e aumentar a autoestima.

NUNCA DIGA QUE TEM PAVOR DE SANGUE.

Recomendações

* Nunca mencione nada de negativo em seu trabalho.
* Mencione que reconhece que precisa de melhorias contínuas (todos nós aprendemos sempre mais a cada dia).
* Não critique ex-chefe, ex-colega, ninguém de trabalhos anteriores.
* Não fale mal nem faça fofoca de ninguém.

COMO SE COMPORTAR EM UMA ENTREVISTA DE EMPREGO

- Todos os pontos positivos que são mencionados na entrevista devem fazer parte de sua rotina de trabalho.
- Assim, se você afirma que é uma pessoa controlada, não entre em pânico ao primeiro sinal de conflito no consultório.
- Ouça atentamente as perguntas do entrevistador e depois responda.
- Caso não entenda, peça que repita ou diga que não entendeu.
- Atenção às mídias sociais. O entrevistador vai encontrá-lo lá e verificar seu perfil, o que é postado e o que é comentado.
- Seja extremamente profissional. Demonstre maturidade, sinceridade e, acima de tudo, competência para assumir o cargo.

16.2 CUIDADO COM OS GESTOS E POSTURAS

Devemos ter muito cuidado com os gestos e as posturas em uma entrevista de emprego. Eles podem transmitir uma mensagem errada acerca de nossa personalidade.

A linguagem não verbal, presente em nossa comunicação e representada por gestos, expressões faciais, postura e a linguagem corporal, passa mensagens tão importantes quanto as que são pronunciadas. Caso não tenhamos cuidado, podemos demonstrar medo ou insegurança por meio de suores, mãos trêmulas e piscadas de olhos.

O candidato pode desviar o olhar do entrevistador, em uma atitude muitas vezes inconsciente, o que pode prejudicar, passando a ideia de que o candidato não está sendo sincero nas respostas.

Certamente, todos ficam nervosos quando entrevistados, mas é obrigatório que o candidato tenha controle de suas atitudes nesse momento tão importante, pois às vezes um gesto diz mais do que mil palavras.

> **Lembre-se:** você não será rotulado por causa de um movimento ou gesto, mas este pode ser um quesito de desempate em uma disputa com dois candidatos. Você não precisa ficar imóvel, mas assumir uma postura corporal natural.

Algumas dicas

1. Adote uma postura profissional. Cumprimente todos os presentes ao chegar ao consultório. Não reclame de atrasos para ser chamado à entrevista.
2. Ao entrar na sala, aperte a mão do entrevistador e sorria.
3. Demonstre naturalidade e tranquilidade.
4. Mantenha contato visual com o entrevistador. Olhe nos olhos. Sente-se com as costas eretas.
5. Fale com o tom de voz normal, nem muito alto, nem muito baixo.
6. Responda apenas depois de ouvir o entrevistador. Controle a ansiedade.
7. Descruze os braços e as pernas. Isso demonstra que você está acessível.
8. Não roa as unhas, não esconda as mãos, nem fique estalando os dedos.
9. Não fique olhando para o relógio e muito menos diga que tem outros compromissos e que está atrasado.
10. Não demonstre insatisfação com as condições de trabalho apresentadas.

Você pode até não gostar da proposta de trabalho que está sendo apresentada, mas nunca faça pouco caso. Caso prefira não continuar com o processo seletivo, agradeça a oportunidade e diga que no momento irá dispensar a oferta de trabalho.

Ser um bom profissional é saber conviver com todos: chefes, ex-chefes, futuros chefes e aqueles que compõem o mercado, pois as oportunidades profissionais surgem a cada momento e com cer-

COMO SE COMPORTAR EM UMA ENTREVISTA DE EMPREGO

teza as pessoas que se destacam na condução de seus trabalhos ou nas entrevistas profissionais serão sempre lembradas para novas oportunidades.

Isso não quer dizer que você deva ficar esperando a oportunidade surgir, mas você tem de continuar seguindo em frente, aprimorando seus conhecimentos, melhorando os relacionamentos e participando de entrevistas até que consiga uma vaga de trabalho. Você pode ter um excelente desempenho em uma entrevista de emprego, mas não ficar com a vaga porque outro candidato teve um desempenho melhor do que o seu. No entanto, seu currículo e as anotações durante a entrevista ficarão guardados para quando surgir uma nova vaga.

O mercado é dinâmico e você, profissional ASB e TSB, deve apresentar o máximo de dinamismo tanto para conquistar uma vaga como para participar de uma entrevista ou para desempenhar suas tarefas no consultório.

Inteligência Emocional e Sua Carreira

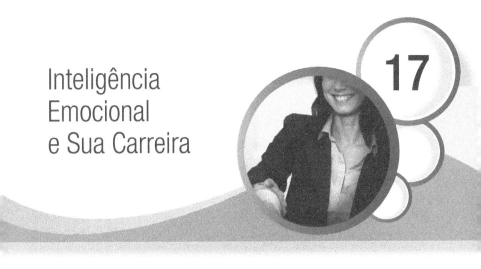

Nunca se falou tanto em inteligência emocional quanto nos últimos anos, talvez em razão da correria e agitação da vida moderna, o que levou os seres humanos a se tornarem pessoas mais irritáveis e nervosas.

Quem não assistiu ao clássico *Um dia de fúria*, em que o personagem representado pelo ator Michael Douglas, em um ataque de fúria, destrói carros e ameaça as pessoas que cruzam seu caminho? Este filme de 1993 retrata a vida estressada na sociedade e que vem sendo responsável por doenças físicas e mentais, além de separações, divórcios e demissões.

Daniel Goleman, citado no Capítulo 8, foca toda a sua obra na inteligência emocional, enfatizando que esta é a principal responsável pelo sucesso ou pelo insucesso dos indivíduos. E essa inteligência integra as múltiplas inteligências de nosso cérebro. Especialistas apontam que não chegamos a usar nem 10% da capacidade de nossa massa cinzenta.

Por que estamos quase sempre reclamando de nossa capacidade?

- "Não consigo aprender."
- "Meu cérebro não acompanha este cálculo."
- "Não tenho capacidade de fazer este serviço."

Todos temos capacidade de executar qualquer tarefa, desde que sejamos qualificados para isso. Como? Estudando, pesquisando, vivenciando.

É possível que todos tenham se tornado mais nervosos neste século porque precisaram sair da zona de conforto para acompanhar a evolução humana e vêm apresentando medos e inseguranças acima do normal. Não sou psicóloga, mas é isso que vejo acontecer com a maioria dos profissionais auxiliares e técnicos da Odontologia.

A falta de direcionamento no trabalho, nos estudos e até mesmo na vida familiar leva a um turbilhão de sentimentos que podem prejudicar a produtividade do profissional. Sempre destacamos que não podemos levar problemas pessoais para o local de trabalho, e isso é uma verdade. Mas sabemos que algumas pessoas não conseguem se desligar dos assuntos de família e por isso acabam perdendo o emprego por falta de foco e atenção no trabalho.

Somos seres emocionais que aprendem a pensar, não máquinas pensantes que aprendem a sentir.

Esta afirmação de Mia Couto é extremante verdadeira. Somos 90% emoção e apenas 10% razão. Choramos, gritamos, achamos sempre que é pessoal e nos sentimos pequenos, sem valor. Mas não podemos ser assim. O excesso de emoções nos tornará pessoas imaturas e infantis, sem condições de sobreviver a esse árduo campo de batalha que é o mercado de trabalho.

Sempre afirmo que

Entrar para o mercado é fácil, difícil é se manter.

Por quê? Temos um mercado altamente competitivo que exige um novo perfil profissional e, sinceramente, emoções à flor da pele não combinam com o perfil desejado pelo mercado.

Vimos nos capítulos anteriores que os ASB e TSB são de fundamental importância em uma clínica ou consultório, pois auxiliam a organização, o atendimento e todo o gerenciamento de ações que visam agradar o cliente.

Imagine se nossos prezados auxiliares e técnicos não conseguissem lidar com as diversas emoções que surgem no consultório durante o dia? Como ficariam os relacionamentos com o dentista, com os clientes e com os colegas do consultório?

O consultório pode ser comparado a um mar de emoções; primeiro, porque 90% dos clientes sentem ansiedade ou medo antes da consulta, principalmente as crianças; segundo, porque o dentista precisa de muita concentração para que os procedimentos sejam bem-sucedidos.

Por fim, os clientes têm perfis diferenciados: alguns são mais agitados, outros nervosos e outros mais calmos, e toda a equipe precisa adequar o atendimento de acordo com cada um deles. Tudo isso resulta em emoções que precisam ser controladas por você, ASB e TSB.

Como acalmar o cliente que está nervoso por causa da cirurgia de implante ou extração do siso?

A resposta é simples: use sua paciência e tenha controle, e isso acalmará automaticamente o cliente, criando um clima de confiança.

No entanto, a inteligência emocional não consiste apenas no controle diário no ambiente de trabalho. É mais abrangente e direciona sua vida, inclusive determinando seu sucesso profissional. Afinal, uma pessoa bem equilibrada é uma pessoa confiável e que terá mais facilidade em desenvolver novas habilidades.

Segundo Daniel Goleman, "nossa herança genética nos dota de uma série de referenciais que determinam nosso temperamento", mas podemos mudar nossas atitudes ao trabalharmos nossas emoções, pois "os circuitos cerebrais envolvidos são extraordinariamente maleáveis" (Goleman, 1995, p. 13). Isso significa que, se você não se considera uma pessoa equilibrada e calma, você pode mudar seu temperamento. Como?

Comece por conhecer a si mesmo e avaliar suas ações, seus pensamentos, sua personalidade.

Certamente vamos descobrir muitas falhas que cometemos e, como declara Paulo Coelho,

---

A confusão começa a aparecer quando começamos a colocar tudo em ordem.

Você, que se achava calmo, vai descobrir que é ansioso, que é rude, não presta atenção às pessoas a seu redor, não consegue organizar seu dia e apresenta muitas atitudes que precisam ser modificadas. Mas as mudanças não acontecem de um dia para o outro. Trata-se de um processo demorado que exige disciplina.

Aconselho-o a fazer avaliações diárias (ou semanais) de seu comportamento:

- Como você agiu com seu cliente?
- Com seu chefe?
- Com o colega?
- Foi correto?
- Poderia ter respondido de uma maneira melhor?

Esse exercício será muito precioso para que você molde seu comportamento.

Muitas vezes o que acontece é a acomodação aos costumes antigos sob a alegação de que se trata de sua personalidade, mas essa forma de ser e agir pode ser trabalhada, como afirma Daniel Goleman:

> O cérebro é admiravelmente flexível, em constante aprendizagem.

E continua,

> As nossas falhas em aptidões emocionais podem ser remediadas; em grande parte, cada um desses campos representa um conjunto de hábitos e respostas que, com o devido esforço, pode ser aprimorado.

Goleman explica que o segredo do sucesso profissional reside na autoconsciência, no autocontrole, na consciência social e na habilidade em gerenciar relacionamentos. Esses aspectos irão se transformar em competência, pois a inteligência emocional determina nosso potencial para aprender os fundamentos do autodomínio e a competência emocional mostra o quanto desse potencial dominamos de maneira a se traduzir em capacidades profissionais.

Em outras palavras, o sucesso profissional é traduzido pelo aprendizado e a prática dos aspectos da inteligência emocional. Ter conhecimento técnico é primordial no trabalho. Imagine um dentista que não saiba restaurar ou extrair um dente. Aprimorar esse conhecimento também é fundamental.

> Agora, adicionar as habilidades e competências da inteligência emocional a esses conhecimentos é extraordinário!

Nenhum profissional, em qualquer área, será bem-sucedido se não tiver um bom relacionamento com seus clientes, fornecedores, chefes, colegas e todos que o cercam.

Nem mesmo o dono da empresa, clínica ou consultório, pois quem irá querer trabalhar com uma pessoa constantemente mal-humorada? E quem irá querer ser cliente dessa empresa ou consultório?

17.1 UM PASSO DE CADA VEZ

Você é o responsável por sua carreira, e o responsável pelo sucesso ou insucesso de sua carreira também é você. Não culpe nem nada nem ninguém pelo que não deu certo. Se não conseguiu é porque não era para ser alcançado. Simples assim. Você deve planejar sua carreira e replanejá-la quando necessário. Acompanhar o mercado, suas evoluções, seus colegas de trabalho. Conhecer o que mudou ou mudará em breve em sua carreira e ficar atento para não se tornar um profissional obsoleto. Deve também avaliar constantemente os resultados de seu trabalho. Mudar quando preciso e aceitar as mudanças. Não ficar se lamentando nem comparando com o outro consultório ou outros métodos de trabalho. Pratique a competência emocional. Tenha domínio de suas ações e comportamentos. Invista em sua qualidade de vida. Pratique exercícios, alimente-se melhor, medite, ore. Isso vai melhorar o funcionamento de seu cérebro e ajudar no desenvolvimento de suas inteligências e no controle das emoções.

Seja uma pessoa bem-humorada. Risos e brincadeira ajudam a aliviar as dificuldades da vida.

Fique longe da negatividade. Problemas todos têm, e 90% deles podem ser resolvidos com trabalho, diálogo, acordos e perdões. Seja positivo. Olhe para as pessoas com atenção, amor, sorriso e otimismo. Sorria para a vida e ela lhe sorrirá em dobro.

Os problemas e conflitos no consultório fazem parte da rotina, e cabe a você, auxiliar ou técnico, buscar e ajudar na solução e na mediação desses conflitos.

Lembre-se: a vida é um presente de Deus.

A perfeição de seus membros e órgãos lhe permitem trabalhar, estudar, limpar, organizar e segurar seu filho no colo. Então, por que reclamar? Por que sentir raiva? Por que chorar?

Às vezes (ou muitas vezes) os seres humanos esquecem das bênçãos que recebem e optam por reclamar de tudo: "O chefe é durão! O chefe cobra muito! O chefe não me escuta!"

Seja você o primeiro a iniciar um bom relacionamento com seu chefe, seus amigos, seus clientes, e verá como o trabalho passará a ser agradável.

O clima de bem-estar e harmonia pode ser criado por você. Pense nisso!

Mensagens para Você

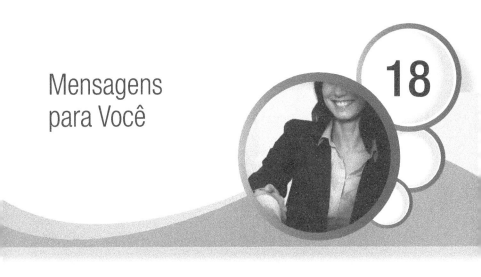

Este capítulo é um espaço onde profissionais, professores e líderes dos cursos de ASB e TSB deixam carinhosamente mensagens que se somam ao cotidiano da carreira de auxiliar e técnico de saúde bucal.

Aproveite as dicas!

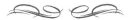

"Equipe auxiliar? Até pode ser. Mas somente no nome. Na prática, prefiro apenas Equipe.

Sim, seu papel se torna cada vez mais relevante para o sucesso de um consultório ou clínica dentária, e a palavra auxiliar perde um pouco o sentido. Não há como ter bons resultados se não existe um grupo uniforme, todos alinhados e com o mesmo objetivo – a satisfação do cliente. Um ótimo cirurgião-dentista é fundamental, mas ele sozinho não é capaz de atingir a excelência. É preciso uma equipe. Uma ótima equipe, da qual VOCÊ fará parte!

Pense nisso. Tenha ciência de sua importância dentro da clínica e faça tudo para se mostrar melhor a cada dia. Os resultados sempre aparecem para quem tem esse compromisso com a qualidade em tudo o que faz.

Boa sorte em sua jornada!

'Seja fascinado pelo realizar. O sucesso virá naturalmente'.
(Nizan Guanaes)."

Paulo Murilo O. Fontoura Jr.
Cirurgião-Dentista, Realizador do 1º ENAT, Presidente do CIORJ

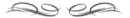

"Acreditamos em um sonho! Muitas conquistas alcançadas, grandes realizações efetivadas, como a regulamentação do exercício da categoria, significando a concretização de um trabalho de muitos anos de empenho! A valorização e o mercado de trabalho qualificam os técnicos de saúde bucal e os auxiliares de saúde bucal, indispensáveis para o novo formato da Odontologia que vem se redesenhando, sendo inseridos em uma equipe de saúde. Caminhar com um só objetivo: qualificação, capacitação e aprimoramento, tendo como objetivo principal construir e manter uma relação de amor, carinho, respeito e parceria dentro da esfera cliente-dentista-TSB/ASB."

Cristina Moutinho
Cirurgiã-Dentista, Professora do Curso de TSB ABO Caxias, Palestrante do ENRAT

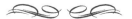

MENSAGENS PARA VOCÊ

"A postura de qualquer profissional da área de saúde, independente da função, deve ter como base a necessidade do ser humano. Auxiliares e técnicos em saúde bucal têm a oportunidade de poder exercer essa atividade multiplicadora de saúde e bem-estar, o que gera nos próprios uma autorrealização pessoal e profissional. A Odontologia brasileira tem um cenário peculiar comparado com outros lugares do globo. Temos o maior número de profissionais do ramo odontológico e ao mesmo tempo uma grande parte da população brasileira ainda sofre com problemas bucais. Isso se deve exatamente a como encaramos a Odontologia no nosso país, desde o Governo, a formação e a sociedade em si.

Para pensarmos em qual seria a mais adequada postura de trabalho que devemos adotar, temos de vir da base, da essência da profissão, e logo vamos enxergar o que é mais importante: o cliente. A partir desse ponto podemos construir uma carreira fundamentada e alicerçada na verdadeira Odontologia.

Douglas Sartori
*Cirurgião-Dentista, Professor do
Curso de ASB e TSB
(ABO Caxias e ABO Petrópolis),
Palestrante do ENAT e do ENRAT*

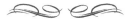

"VALORIZEM-SE PARA SEREM VALORIZADOS!

Uma das maiores reclamações dos auxiliares e técnicos em saúde bucal se refere à falta de valorização e incentivo por parte dos cirurgiões-dentistas com os quais atuam no setor privado e dos coordenadores no setor público.

Como responsável por abordar a valorização profissional nos eventos dos quais participo, faço questão de levar a mensagem da autovalorização ou valorização intrínseca como condição essencial para se alcançar a valorização extrínseca, ou seja, a valorização que vem dos 'gerentes' ou 'patrões' como forma de reconhecimento ao trabalho desenvolvido por profissionais que atuam no mercado de trabalho.

A autovalorização tem como exigências o enfrentamento de desafios, a atenção às mudanças globais e específicas da profissão, o aprendizado com os próprios erros e a apresentação de resultados satisfatórios.

A eficácia no trabalho desenvolvido e a eficiência dos resultados levam à valorização extrínseca através da conquista do respeito à atuação profissional, salários compatíveis com a eficiência alcançada, a incorporação de benefícios e a ascensão na carreira profissional.

Vale ressaltar a necessidade de integração num trabalho em equipe com uma liderança democrática e coesão entre os membros, com foco nos objetivos e metas traçadas dentro de um planejamento do qual todos os membros da equipe devem fazer parte.

O líder deve motivar a todos com a adoção do 'brainstorming' que gerará múltiplas ideias por parte de todos os componentes da equipe com a possibilidade de se produzirem novos métodos de trabalho que possibilitarão a solução de um problema e o consequente aparecimento de novas ações com vistas à obtenção do sucesso no resultado final.

Outro fator importante no mundo atual é a busca incessante de elementos voltados para a quebra de paradigmas que permitam eliminar conceitos ultrapassados, condição também essencial para o acompanhamento das mudanças constantes na esfera global.

Para isso, faz-se necessário que todo trabalhador passe por aprimoramento profissional constante através de um processo de educação continuada que resulta na atualização de conhecimentos teóricos, práticos e assimilação das novas tecnologias.

Associados a esse aprimoramento, são requisitos essenciais para a evolução constante: tornar como hábitos a imaginação, visão sistêmica, curiosidade plena, questionamento, inconformismo, persistência, resiliência, visão de futuro, ludicidade e ousadia na tomada de decisões.

A valorização profissional não acontece naturalmente. A sua conquista está atrelada a um processo de busca constante alicerçada em princípios participativos, cognitivos e éticos."

Prof. Edélcio Anselmo
Cirurgião-Dentista, Gestor em Saúde Coletiva e Professor dos Cursos de ASB e TSB, Diretor do Departamento Assessor de ASB e TSB da APCD, Membro da Câmara Técnica de ASB e TSB do Conselho Regional de Odontologia de São Paulo, Realizador do ENAT, Palestrante ENRAT

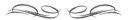

"Sou coordenadora do curso de auxiliar em Saúde Bucal da ABO Petrópolis há 10 anos, e em todos esses anos aprendi muito com cada aluno que formei. São profissionais determinados, inovadores, com muitos sonhos e com muita energia de querer mudar. Essa profissão vem crescendo muito no mercado odontológico privado e público.

Ter um auxiliar significa maior aproveitamento do tempo profissional. Nós, formadores dessa equipe de saúde bucal, devemos valorizar e investir nessa formação.

Juntos, ASB, TSB e CD formamos uma classe de promotores de saúde bucal. Dessa forma vamos conseguir fazer com que o Brasil não seja mais classificado como o país dos desdentados.

É investindo no conhecimento da Odontologia que vamos conseguir essa mudança!

Esta obra será de grande utilidade para aqueles que a lerem, fazendo grande diferença no trabalho do profissional auxiliar e promovendo grandes mudanças no atendimento dos clientes.

Recomendo e sinto-me honrada por poder apresentá-la."

Gisele Damaceno Antunes
Cirurgiã-Dentista, Coordenadora e
Professora dos Cursos de ASB
da ABO Petrópolis – RJ, Palestrante

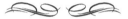

"No mundo de hoje, todos nós buscamos excelência, e o mercado de trabalho não é diferente. A cada dia uma nova tecnologia, uma nova ferramenta, um novo 'aplicativo'. Tudo para que possamos atingir metas e resultados. E mesmo com todo esse aparato a matéria-prima humana continua sendo o alvo principal de aperfeiçoamento contínuo. Não basta mais um diploma, mas sim aquele profissional que se qualifica a todo momento em uma constante busca da excelência profissional."

Janaina Moraes
Sócia-Diretora da OdontoRH –
Recrutamento e Seleção de ASB e TSB

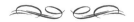

MENSAGENS PARA VOCÊ

"Ao receber o convite da Prof³ Marcia Nana para escrever uma mensagem nesta obra, que certamente trará grandes avanços profissionais aos ASB e TSB, senti-me lisonjeada.

Entendo que um breve resgate do histórico e da trajetória do ASB e do TSB seja interessante para contextualizar o momento especial que vivemos, sobretudo no que diz respeito à valorização das profissões auxiliares da Odontologia nos últimos anos em nosso país.

Os primeiros cursos para auxiliares foram criados nos EUA em 1910. Foi lá que se introduziram os higienistas dentais, em virtude da condição da saúde bucal das crianças, para realizar ações de prevenção e educação em saúde. Reconhecidos oficialmente em 1907, hoje são profissionais autônomos.

No Brasil, somente nos anos 1950 iniciou-se a atuação de um profissional voltado para prevenção individual e para rudimentar instrumentação clínica.

Em 1975 foram regulamentadas as categorias de auxiliares de consultório dentário (ACD) e técnico de higiene dental (THD).

A expansão dos profissionais auxiliares acompanhou o processo de reformulação do sistema de saúde brasileiro, principalmente entre as décadas de 1980 e 1990, em decorrência do movimento da Reforma Sanitária, que trouxe avanços significativos às práticas odontológicas. Dentre todas, destacam-se as novas exigências nas medidas de controle de infecção e biossegurança, ergonomia, bem como a implementação de ações de prevenção das doenças bucais.

Seguindo a trajetória de evolução das profissões auxiliares de Odontologia, destacando aspectos importantes, com a sanção da Lei 11.889 em 24/12/2008, pelo Presidente Luiz Inácio Lula da Silva, foram regulamentadas as profissões de técnico em saúde bucal (TSB) e auxiliar em saúde bucal (ASB).

Em 24 de dezembro de 2010 foi instituído pelo CFO o Dia Nacional do ASB e TSB.

A regulamentação do ASB e do TSB trouxe à tona um aspecto fundamental à prática odontológica no Brasil: O RECONHECIMENTO DA IMPORTÂNCIA DA EQUIPE AUXILIAR E O TRABALHO EM EQUIPE.

Atualmente, a equipe de trabalho na Odontologia não é mais centrada na figura do cirurgião-dentista. A realidade atual demanda uma dose razoável de conhecimentos multidisciplinares de todos os integrantes da Equipe de Saúde Bucal (CD, ASB e TSB).

A equipe auxiliar é fundamental para o atendimento de qualidade, e seus integrantes devem estar atualizados e alinhados aos procedimentos oferecidos em seus serviços, sendo a cooperação fator importantíssimo para um serviço de qualidade.

Trabalhar em equipe é saber ser parte de um todo. Trata-se de um grande desafio e necessita que todos compartilhem de objetivos comuns. Afinal, ninguém faz nada sozinho.

É importante destacar a humanização no trabalho em saúde bucal. Além da formação e da atualização técnico-científica, os ASB e TSB devem exercitar a humildade, a tolerância, a inteligência emocional e o companheirismo.

Se quisermos fazer algo grande e importante, e que nos traga recompensas, precisamos amar nosso trabalho e procurar sempre pensar no próximo.

Para finalizar, gostaria de deixar uma mensagem costumeira em minhas conferências e finalização de cursos:

Parabéns pela conquista!

Investir em sua carreira, formação e atualização profissional lhe trará, certamente, excelentes e abundantes frutos.

Ainda que seja o primeiro degrau da enorme escadaria que irá subir, parabéns por esse ato de coragem.

Faça com que as dificuldades do caminho sirvam de combustível para sua velocidade e crescimento!

Nunca desista! Lute! Vá em frente e conte sempre conosco!

Parabéns Profª Márcia Nana pelo empenho e dedicação e impecável contribuição à Saúde Bucal.
Um abraço afetuoso."

Profª Lusiane Borges
Biomédica e Cirurgiã-Dentista, Assessora Científica na empresa Federacion Odontologica Latinoamericana – Fola, Diretora da Biológica Consultoria em Saúde, Palestrante, Realizadora do CIATESB Congresso

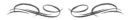

"A etimologia da palavra ética – *Ethos* em grego – indica habitação humana. A ética não é alguma coisa acabada e edificada de uma só vez, um abrigo protetor e permanente, como morada humana. Assim, o ser humano encontra-se continuamente tornando habitável a residência que estabeleceu para si. Ético denota tudo aquilo que auxilia a ficar melhor o lugar para que constitua uma habitação saudável e psicológica, espiritual e materialmente sustentável. A totalidade dos seres humanos permanece envolvida com a ética, já que todos procuram uma habitação permanente.

Moral, do latim *mos, mores*, designa os costumes e as tradições. Quando uma maneira de organizar a casa é concebida como boa a ponto de consistir em uma referência coletiva e ser repetida constantemente, nasce então uma tradição e um estilo arquitetônico. Observa-se, nos comportamentos humanos, o aparecimento da moral. Nessa acepção, moral está conectada aos costumes e tradições de cada povo e atrelada a um sistema de valores, próprio de cada cultura e de cada trajetória espiritual. Por seu caráter, a moral é sempre plural. São muitas morais, tantas quanto o número de culturas e modelos de casa. Há diferentes morais em uma mesma cultura: a moral do empresário, que tem como meta o lucro, e a moral de operário, que busca por melhor salário. Nisso versa a moral de classe. Há as morais das diversas profissões, e todas essas morais têm de permanecer a favor da ética.

A ética assume a moral, quer dizer, o sistema fechado de valores vigentes e de tradições respeita o enraizamento indispensável de todo ser humano na concretização de sua vida. Mas a ética coloca uma intervenção indispensável: abre esse enraizamento. A ética aceita modificações e transformações que satisfaçam a essas reivindicações. A ética, desse modo, desinstala a moral. Evita que se feche sobre si mesma. Força a permanente renovação no movimento para assegurar a habitabilidade e a sustentabilidade da moradia humana nos âmbitos pessoal, social e planetário.

Assim, concluímos que a moral traduz um conjunto de atos repetidos, tradicionais, consagrados. A ética materializa um conjunto de atitudes que vão além desses atos. O ato é continuamente concreto e hermeticamente fechado em si mesmo. A atitude é continuamente aberta à vida com suas incalculáveis probabilidades. A ética admite a possibilidade de renunciar a elementos obsoletos das diversas morais. Concede-se a coragem de assumir com responsabilidade novos valores, novas posturas a serviço da morada humana.

Segundo Heráclito, filósofo grego: 'a ética é o anjo protetor do ser humano.' Devido a essa postura ética, as ações morais seguem a dinâmica da vida. A moral necessita reconstruir e cabe à ética a abertura dos valores que nos tornem sensíveis ao novo para que este surja com seriedade, responsabilidade e sentido contemporâneo.

Falar da ética de classe não se resume ao código de ética odontológico, onde se encontram os direitos e deveres dos profissionais, como exemplo o sigilo. Nota-se que ela também não é lei, serve para nortear a boa conduta."

Patrícia Regina Oliveira
Cirurgiã-Dentista, Mestre e Doutoranda da UFF,
Professora do Curso de TSB ABO Caxias,
Palestrante ENRAT

MENSAGENS PARA VOCÊ

"Bem-estar e qualidade de vida: alimente esta ideia! A busca pela saúde é um desafio diário para todos os governos e indivíduos. A saúde é um sonho tanto de ricos quanto de pobres; observei isso com a experiência que tenho de trabalho tanto em hospitais públicos quanto em particulares. A falta de saúde coloca em perspectiva aquilo que importa de verdade na vida. De fato, sem saúde, a maioria das outras coisas não tem grande relevância. Por isso, precisamos investir na conservação da boa saúde, em vez de nos preocuparmos apenas quando algo a ameaça.

O mundo se tornou um lugar tão complexo, perigoso e doente, que fazer boas escolhas é mais importante do que nunca. Minimizar ou prevenir problemas é a melhor estratégia para uma vida mais saudável e com qualidade. Por este motivo, gostaria de deixar ao leitor algumas poucas dicas para melhorar sua alimentação e qualidade de vida: primeiro, exercite-se pelo menos três vezes na semana por 40 minutos e serás uma pessoa ativa; segundo, alimente-se regularmente de 3 em 3 horas, equilibre as refeições com frutas, legumes e verduras, poucas gorduras e açúcares, e prefira alimentos mais naturais e integrais em detrimento dos industrializados e refinados; terceiro, hidrate-se, pois não é à toa que a água compõe 60% de seu corpo: ela faz parte das reações vitais de seu organismo.

Busque para si aquilo que lhe faz bem, seja no trabalho, na alimentação, na atividade física, seja para tudo em sua vida. Valorize-se como a pessoa, o profissional e o ser humano que é, permita-se experimentar a vida em sua plenitude com bem-estar e qualidade de vida! Como dizia Hipócrates: 'que o alimento seja seu único remédio.'"

Raquel Bernardo Nana de Castro
Mestre em Microbiologia,
Médica Humana – UERJ,
Especialista em Nutrição Clínica e
Pediatria – HUPE/UERJ e UGF

"A escolha de uma profissão é um momento de grande seriedade e decisão difícil, pois é necessário juntar o desejo de trabalhar com o de ser feliz exercendo o ofício escolhido. Decidir a profissão valorando somente o lado financeiro, a frustração ocorrerá certamente, pois há que se ter felicidade no que se faz para que haja motivação constante em prosseguir envolvido no processo de crescimento. Tem de haver a disputa interior em querer sempre realizar o melhor, com afinco, com determinação, sem cansaço, com a finalidade da conquista da excelência profissional, que só acontece quando há paixão no que se faz. Não existe qualidade profissional se não houver entrega pessoal, o desejo de acordar e fazer sempre o melhor."

Rosana Carvalho
Cirurgiã-Dentista, Palestrante

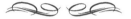

"Profissão. Uma palavra com peso de uma decisão tomada comumente na juventude, quando, na grande maioria das vezes, estamos ainda na indecisão de quem somos. Como saber para onde queremos ir, onde queremos estar ou o que queremos ser?

Mas quando essa escolha é realizada com emoção, como um sonho a ser alcançado, dentro das possibilidades reais que essa profissão viabiliza, então não se trabalha um único dia sequer.

Acontece como uma mágica, uma explosão de realização, e não há limites aonde se vai conseguir chegar.

O amor que empregamos em tudo que fazemos, o que com certeza só conseguimos quando vem verdadeiramente da alma, transforma tudo que nos propomos a realizar. Tudo fica mais leve, mais fácil e prazeroso.

Porém, não podemos nos afastar do que nos moveu a mergulhar naquele sonho. Não podemos deixar que as dificuldades diárias, comuns a todos os seres humanos mortais, nos abale e nos faça perder o prazer de fazer diariamente o que mais amamos, o que fazemos com leveza e facilidade.

Por tudo isso, eu diria que a chave para o sucesso não é uma fórmula mágica que alguém algum dia idealizou. Ela é diferente dentro de cada indivíduo, de suas aspirações, seus anseios e principalmente dos seus sonhos.

Mas sonhos precisam de atitudes, de dedicação, de perseverança diante das adversidades para se realizarem. Não basta ter o desejo de ser isso ou de ter aquilo. Precisa ir buscar, construir um legado, um exemplo de postura séria, uma imagem que transmita credibilidade e confiança e que se constrói através do tempo. Estes sim são os maiores investimentos que podemos inserir na nossa carreira: tempo e dedicação.

E aí já deixamos de ter uma 'profissão' apenas e passamos a ter uma 'carreira'. Uma vida dedicada a uma paixão que de tão intensa nos impulsiona para frente a cada dia e permite que sobressaia naturalmente através de nossa personalidade.

Dedico estas linhas aos 'meninas e meninos' que passam pela minha escolha de vida e sonham, como eu um dia sonhei, com esse 'sucesso' que hoje é impossível para alguns, mas que é real para mim. E deixo a mensagem de que tudo é possível para quem tenta o sim e não se conforma com o não que a vida eventualmente nos impõe."

Samara Ramos
Técnica de Saúde Bucal, Professora do
Curso TSB ABO
Caxias, Palestrante ENRAT

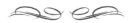

EXCELÊNCIA PROFISSIONAL | ASB & TSB

"O sucesso de um atendimento odontológico está diretamente correlacionado à sua equipe. E esta precisa atuar de forma humanizada em busca da qualidade de trabalho baseado nas evidências científicas.

Com carinho,"

Juliana Abdelnur
Cirurgiã-Dentista, Palestrante ENRAT

Referências Bibliográficas

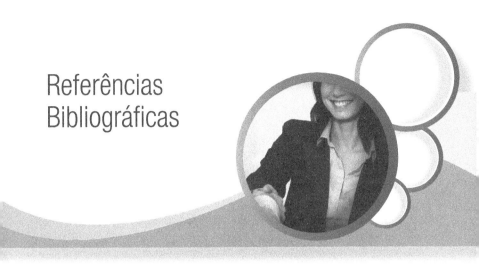

ALDAN, Carlos – CEO do Grupo Kronberg 10 atitudes que os recrutadores mais valorizam em candidatos. 2014.

BÍBLIA SAGRADA, Mateus (cap. 6, versículo 33).

BORDIN FILHO, Sady. Marketing pessoal. 5. ed. Rio de Janeiro: Record, 2002.

BRASIl. Ministério da Saúde. Secretaria de Atenção à Saúde. Departamento de Atenção Básica e Coordenação Nacional de Saúde Bucal. Diretrizes da Política Nacional de Saúde Bucal. Brasília: Ministério da Saúde; 2004.

CARLOS, Joaquim. Definições de relacionamentos interpessoais Revista Intellectus Ano VIII I Nº. 20. 2012.

CARROLL, L . Alice no país das maravilhas.1865

CHIAVENATO, Idalberto. Administração de recursos humanos. 4.ed. SÃO PAULO: Atlas, 1999.

CONSELHO FEDERAL DE ODONTOLOGIA – CFO – disponível no site www.cfo.org.br

COSTA, Wellington Soares. Humanização, Relacionamento Interpessoal e Ética. São Paulo. 2003.

DRUCKER, Peter F. Administração, tarefas, responsabilidades e práticas.Tradução de Carlos José Malferrari. São Paulo: Pioneira, 1975.

DRUCKER, Peter F. Os novos paradigmas da administração. Revista Exame, Edição 682. São Paulo, 24 de fevereiro de 1999.

DUTRA, J, Competências – Conceitos e Instrumentos para a Gestão de pessoas na empresa Moderna, 6 ed. Atlas, 2000.

FARIA, S. citação disponível no site https://www.ibccoaching.com. br. 2015.

GOLEMAN, Daniel. Inteligência Emocional. Editora Objetiva. 1995.

GREGÓRIO, R. Marketing Médico – criando valor para o cliente. Editora DOC, 2013.

HERZBERG, F.Teoria dos dois fatores.

JORDAN, M. A Voz Do Caps, citação disponível no site https://books. google.com.br/books, 2015.

KOTLER, Philip. Marketing de A a Z: 80 conceitos que todo profissional precisa saber. Rio de Janeiro. Campus, 2000.

KOTLER, Philip; ARMSTRONG, Gary. Princípios de marketing. 7. ed., São Paulo: LTC Editora, 1998.

LEVINSKI, Heitor. Citação disponível no site http://pensador.uol. com.br/autor/heitor_levinski/, 2015.

MAXIMILIANO, C.A. Introdução e administração. 5. Ed. São Paulo: Atlas, 2000.

MOSCOVICI, Fela. Desenvolvimento interpessoal: treinamento em grupo / Fela Moscovici. – 17.ed. – Rio de Janeiro: José Olympio, 2008.

NANA, Marcia. Marketing na Odontologia – Estratégias para o Sucesso. Editora Medbook. RJ. 2013.

PASSADORI, Reinaldo. Instituto Passadori, especializado em educação corporativa, de São Paulo. 2014.

PEREIRA AC, Moreira BHW. A utilização do auxiliar odontológico para aumento da produtividade nos serviços públicos. Rev Assoc Paul Cir Dent. 1992.

PEZZATO LM, Cocco MIM. O técnico em higiene dental e o atendente de consultório dentário no mundo do trabalho. Saúde Debate. 2004.

QUELUZ DP. Perfil dos profissionais auxiliares da odontologia e suas implicações no mercado de trabalho. Rev Odonto Ciência. 2005.

SALIBA TA, Eleutério D, Saliba CA, Moimaz SAS. Trabalho odontológico auxiliado em serviços públicos e particulares. Rev Pos-Grad. 1998.

SILVA, Luci. Teste sua capacidade de quebrar paradigmas CPT – Centro de Produções Técnicas – 2015.

STONE, Merlin; WOODCOCK, Neil. Marketing de relacionamento. São Paulo: Littera Mundi, 1998.

Índice Remissivo

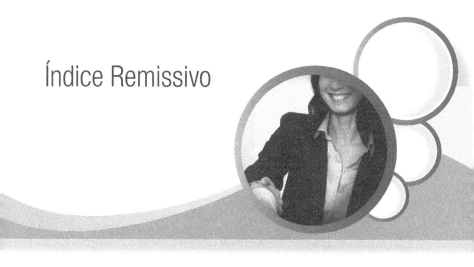

A
Abordagem de captação, 56
Administração, dicas, 93
Agendamento de consultas, 83
Alice no país das maravilhas e o mundo do
    trabalho, 113
Aparência, 42
Assepsia dos materiais, 24
Assiduidade, 46
Atenção, 37, 45
- imediata ao cliente, 78
- saber ouvir, 53
Atendimento, 47
- imediato, 37
- importância de um bom atendimento, 49
Atitude, 35, 36
- positiva, 38
Atualização constante, 101
Autocontrole, 70
Auxiliar de saúde bucal, 24, 30

B
Bem-estar dos clientes, 82
Biossegurança, aplicações de técnicas, 24
Boa vontade, 37
Bom relacionamento, 39

C
Cabelos, aparência, 44
Cancelamentos da agenda, 83
Cirurgias, agendamentos, 83
Clientes, 51
- apressado, 55
- boa receptividade, 24
- brincalhão, 55
- enrolado, 55
- expectativa, 52
- externos, 51
- galã, 55
- internos, 51
- mal-humorado, 54
- muito simpático, 54
- sisudo, 55
- tipos, 54
Clínica odontológica, trabalho, 83
Cobrança de inadimplentes, 49
Código de ética odontológica, 50
Comportamento profissional, 33
Comunicação, 63
- características, 63
- definição, 63
- eficiente, poder, 66
- fatores para facilitar, 64

- olhar, 64
- sorriso, 64
- telefone, 65
Confidencialidade, 40
Conforto dos clientes, 79
Consultório
- estrutura física, 83
- harmonia, 24
- organização, 24
Correspondência, triagem e
  encaminhamento, 83
Cordialidade, 24, 45
Cortesia, sorriso e simpatia, 37
Credibilidade, 40
Crianças, atendimento, 83
Cuidados com a sua saúde, 82

D
Dúvidas dos clientes, solução, 79

E
Educação, 35
Eficiência, 46
Empregabilidade, 29
Entrevista de emprego, como se
  comportar, 125
- dicas, 130
- exemplos de perguntas, 127
- gestos e posturas, cuidado, 129
Erros, 31
Etiqueta profissional, 35
Exames, agendamento, 83
Excelência, 119

F
Facebook, 98
Fidelização, 57
Férias e folga do dentista, 84
Fornecedoras, seleção, 84

G
Gestão, 93
Gestos, 35, 36

H
Harmonia do consultório, 24

I
Idosos, atendimento, 83
Imagem, 35
Imprevistos, gerencie crises, 82
Inadimplentes, cobrança, 49
Iniciativa, 40
Inovação, 105
Inteligência emocional e sua carreira, 133
Internet e o ASB e o TSB, 97

L
Ligações, retorno, 79
Linguajar correto, 35, 36
Local de trabalho, manutenção, 82

M
Maquiagem, 44
Marketing
- pessoas, 41
- relacionamento, 58
Materiais
- assepsia, 24
- controle, 84
Medicamentos, controle, 84
Mensagens, 141
Mercado de trabalho, 29
Motivação no trabalho, 85

N
Normas de etiqueta profissional, 35

O
Objetividade, 37, 46
Organização do consultório, 24, 46
- foco, 95
Otimização do tempo do dentista, 24

P
Participação, 40
Pontualidade, 35, 36, 46
Positividade, 45
Postura, 35, 36

ÍNDICE REMISSIVO

Q
Qualidade
- 5S, método, 86
- - seiketsu, 87, 90
- - seiri, 87, 88
- - seiso, 87, 89
- - seiton, 87, 88
- - shitsuke, 87, 91
- vida, 44
Quebra de paradigmas, 109

R
Recepção, 83
Relacionamento
- clientes, 39
- interpessoal, 69, 71
Respeito mútuo, 39
Rotina profissional, 81
- cuidados com sua saúde, 82
- dicas para o bem-estar dos clientes, 82
- gerencie crises e lide com o imprevisível, 82
- manutenção do local de trabalho, 82
- prioridades, 81

S
Satisfação do cliente, 39
- exemplo de pesquisa, 54
Seiketsu (asseio), 87
- ação no consultório, 90
- benefícios, 91
Seiri (utilização e descarte), 87
- ação no consultório, 88
- benefícios, 88
Seiso (limpeza), 87
- ação no consultório, 89

- benefícios, 90
Seiton (organização), 87
- ação no consultório, 88
- benefícios, 89
Shitsuke (disciplina), 87
- ação no consultório, 91
- benefícios, 91
Simpatia, 45
Sinceridade, 38
Softwares odontológicos, 60
Soluções para os problemas, 38, 46, 79

T
Técnicas de biossegurança,
aplicações, 24
Técnico de saúde bucal, 24, 30
Tempo do dentista, otimização, 24
Tom de voz, 35, 36
Trabalho
- clínica odontológica, 83
- equipe, 73
- motivação, 83
Treinamento de colegas, 83
Twitter, 98

U
Um passo de cada vez, 138
Unhas, aparência, 44
Uniformes, 44

V
Valorização, 143

W
Whatsapp, 98